# ANTIFATIGUE

PROFESSEUR PIERRE PHILIP

# *Antifatigue*

## En 4 semaines, retrouvez 100 % de votre énergie grâce au sommeil

ALBIN MICHEL

Grâce au Flashcode présent sur la quatrième de couverture,
téléchargez directement l'application gratuite
« Mon agenda de sommeil » du Pr Philip
disponible sur le Google store.


ISBN : 978-2-253-23849-2 – 1re publication LGF

*À tous mes collègues*
*et ami(e)s hospitaliers, médecins et directeurs,*
*chercheurs et universitaires,*
*qui m'aident tous les jours*
*à porter le projet de la médecine du sommeil*

*Aux professeurs Christian Guilleminault*
*et Bernard Bioulac,*
*qui m'ont appris à leur manière*
*comment maturer un projet*
*et faire croître une discipline.*

# Sommaire

# Fatigue et sommeil, les liaisons dangereuses

La fatigue est le nouveau mal du siècle, derrière lequel se cache un véritable fléau : le manque de sommeil. Alors que la durée de travail ne cesse de décroître et celle des congés de s'allonger, on voit les plaintes pour fatigue et l'absentéisme exploser. Si l'hygiène et la prévention sont les nouveaux garants de notre santé – marcher dix mille pas ou manger cinq fruits et légumes par jour –, la qualité de notre sommeil est la grande oubliée des comportements majeurs liés à une bonne santé.

Une enquête récente[1] révèle que la durée moyenne de sommeil est passée sous la barre des 7 heures. Pire, plus d'un tiers des Français disent dormir moins de 6 heures par nuit, ce qui constitue un risque sanitaire. Longtemps mal définie par la médecine et souvent associée à des maladies organiques (cancer, dépression, infarctus…), la fatigue est le plus souvent liée à une mauvaise hygiène de vie et à un sommeil perturbé. Usage abusif des écrans et nouveaux modes de transport obligent, nous avons perdu 1 h 30 de sommeil par jour ces trente dernières années : adieu la bonne nuit réparatrice, bonjour la déprime, la perte d'efficacité professionnelle, l'augmentation des pathologies d'hypertension et de diabète, ou l'obésité. Les Français dorment en moyenne 6 h 42 par nuit alors que sont recommandées entre 7 h 30 et 9 heures de sommeil quotidien pour préserver notre système immunitaire, nettoyer et trier toutes les informations de notre cerveau, commencer sa journée en pleine forme et de bonne humeur !

En trente ans de médecine dédiée à la prise en charge des troubles du sommeil, j'ai vu défiler dans mon service universitaire de médecine du sommeil un nombre incalculable de patients en souffrance et en quête de réponses. Ce qui me surprend le plus, c'est la confusion entretenue entre problèmes de sommeil et fatigue : moins d'un patient sur dix se plaint de « somnolence excessive » dans la journée ou de « manque de sommeil » mais presque tous me disent souffrir de fatigue extrême récurrente, qu'ils pensent, à tort ou à raison, liée à leur sommeil.

La fatigue est l'un des motifs de consultation les plus fréquents auprès des médecins, et le burn-out (ou syndrome d'épuisement professionnel), inconnu il y a dix ans, est devenu un sujet de préoccupation majeur sur les plans social et politique. Le temps de travail s'oppose à celui des loisirs pour privilégier le bien-être et la qualité de vie, et les adeptes du « 996 » (travail de 9 heures à 21 heures, six jours sur sept) luttent contre les fervents défenseurs des trente-cinq, voire trente-deux heures hebdomadaires.

Ces éléments alarmants commencent à être connus du grand public, et pourtant on continue à se priver de sommeil. Tout particulièrement dans les sociétés modernes et les grandes communautés urbaines.

L'augmentation de la taille des villes va d'ailleurs de pair avec celle de la durée des trajets entre domicile et travail et donc la réduction du temps de sommeil. Ceux qui ont voyagé en Asie auront sans doute été frappés par le nombre d'usagers des trains et métros qui somnolent pendant les trajets, mais, sur une distance plus courte, je suis toujours interpellé de voir autant d'hommes et de femmes s'endormir dans l'avion ou le train sur un simple Paris-Bordeaux. La privation d'internet et de téléphone pour une petite heure n'est probablement pas étrangère à ce phénomène...

Pour comprendre la relation complexe entre fatigue et sommeil et avant de vous donner les clés d'une hygiène de sommeil adaptée à vos besoins face au stress de la vie quotidienne, commençons par distinguer clairement fatigue et manque de sommeil.

La fatigue est une difficulté croissante à effectuer une tâche physique ou mentale. Elle s'installe progressivement, aboutit à l'allongement du temps nécessaire pour réaliser des tâches simples, et conduit à restreindre ces activités, y compris lorsque celles-ci sont ludiques (je n'ai plus envie de sortir car je suis trop fatigué). Ce symptôme complexe peut avoir de nombreuses origines, mais pour le traiter, il y a une solution prioritaire : le repos.

Le manque de sommeil, quant à lui, entraîne une difficulté croissante à se maintenir éveillé qui produit des conséquences ressemblant beaucoup à de la fatigue : manque de concentration, lassitude et pénibilité à la réalisation des tâches les plus courantes.

À l'extrême, il peut engendrer une sensation d'épuisement associée à des idées noires. Ce qu'il est important de noter, c'est qu'ici le repos n'est d'aucune utilité et que seul le sommeil restaure l'énergie et le bien-être. Des études menées sur des volontaires ont révélé qu'au bout de sept jours de privation de sommeil, il y avait une dissociation entre la baisse des performances objectives et la sensation de sommeil[2]. Les étudiants qui bachotent en se privant de sommeil ont la sensation de s'adapter en une semaine à ce rythme effréné ; il n'en est rien, c'est seulement la sonnette d'alarme qui est débranchée ! Une part importante de la population souffrant de fatigue relève en réalité d'un déficit de sommeil. À ce problème s'ajoute que nombre de patients souffrent d'insomnie subjective (je dors mais je ne m'en rends pas compte) et se plaignent d'une fatigue qui est davantage la conséquence d'une mauvaise hygiène de sommeil que d'un réel trouble du sommeil – que nous apprendrons à identifier et qui nécessite une prise en charge différente.

En réalité, la majorité des personnes qui ont un rythme de travail intense ou affectionnent les festivités nocturnes rognent sur le temps passé au lit et font varier leurs horaires de lever et de coucher sans en avoir pleinement conscience, ce qui induit une fatigue plus ou moins chronique. La pression sociale contrarie aussi nos besoins physiologiques (à l'image de ces mannequins qui s'affament pour rentrer dans une taille 34) et engendre des dérèglements du rythme chronobiologique qu'un sommeil plus long mais ponctuel (la fameuse grasse mat' du week-end) n'est pas en mesure de corriger. Des chercheurs allemands ont même développé le concept de « jet-lag social[3] » pour expliquer ces conflits entre rythmes biologiques et activité sociale.

Si on atteint aujourd'hui une dette de sommeil cumulative dans les pays occidentaux, c'est entre autres choses lié à une méconnaissance totale de l'hygiène du sommeil. Pire, certains domaines comme la politique ou la finance voudraient nous faire croire que dormir peu est synonyme de performance… Quant aux grands hommes et femmes célèbres qui se déclarent « petits dormeurs », on néglige de préciser qu'ils ont développé, au mépris de leur santé, une extraordinaire addiction aux substances « éveillantes », qu'elles soient légales (on dit de Napoléon qu'il ne tenait éveillé que grâce à ses « huit cafetières sur le feu » lors de ses campagnes militaires) ou illégales (nombre de chanteurs de rock'n'roll sont morts d'infarctus liés à une surconsommation de cocaïne, propice aux nuits blanches). Une chaîne de grande distribution de vêtements a même récemment affiché une brillante campagne déclarant « la mode ne dort jamais, nous non plus », sous-entendant que dormir serait une perte de temps alors que les premières notions acquises sur les fonctions du sommeil nous enseignent que c'est un état actif qui permet de synthétiser les acquis, des tâches infaisables quand on est en dette de sommeil.

Gare aussi aux nouveaux « gourous » sociaux qui ont développé aux États-Unis le concept de *morning miracle*, déjà largement relayé en France, qui consiste à se lever deux heures plus tôt chaque matin afin de prendre du temps pour soi… On aboutit à une excellente façon de développer à court terme un syndrome d'insuffisance de sommeil associé à une immense fatigue propice à tous les échecs professionnels, voire à des endormissements intempestifs au volant.

Et que dire des produits alimentaires bourrés d'adjuvants chimiques de plus en plus consommés par nos concitoyens qui déstructurent le sommeil, telles les boissons énergisantes ? Là aussi, l'hygiène du sommeil est mise à mal par des ersatz thérapeutiques.

Enfin, la fatigue ne relève pas seulement d'un manque aigu ou chronique de sommeil. Elle peut être le signe d'une maladie organique (cancer, infarctus…) ou psychiatrique (dépression, troubles anxieux), et peut également révéler des troubles chroniques comme l'insomnie, l'hypersomnie, le syndrome d'apnées du sommeil. Nous verrons ensemble comment vous auto-évaluer pour distinguer les problèmes qui nécessitent une assistance médicale de ceux sur lesquels vous allez pouvoir agir personnellement.

Dans tous les cas, il est urgent de réapprendre à dormir ! Comprendre comment fonctionne le sommeil vous permettra d'analyser le vôtre et d'établir un programme personnalisé pour reprendre en main votre hygiène de sommeil. Grâce à ce programme « antifatigue » et des conseils personnalisés, vous verrez qu'optimiser votre sommeil est un jeu d'enfant. Voici les clés pour reprendre le contrôle de vos nuits et combattre définitivement votre fatigue.

# CHAPITRE 1

## Pourquoi sommes-nous fatigués ?

La fatigue est un symptôme ressenti qui peut aussi se définir sous la forme d'un comportement, à savoir « ne plus pouvoir ou ne plus vouloir faire quelque chose ». Schématiquement, on peut distinguer fatigue physique et fatigue mentale, aboutissant toutes deux à une limitation de l'activité. La fatigue physique entraîne une difficulté à faire un effort musculaire qui peut déboucher sur un ressenti pénible : à la fin de la journée, la charge d'un magasinier est bien plus lourde à pousser qu'au petit matin. Notez aussi que dans la notion de fatigue intervient la question essentielle du mental : le cartable d'un élève semble souvent plus lourd sur le chemin de l'école à l'aller que le soir, en rentrant à la maison !

### La fatigue, qu'est-ce que c'est ?

Dans notre vie quotidienne, la fatigue résulte bien souvent de la pénibilité de faire des choses. Pour le magasinier qui soulève ses charges, proposer des périodes de pause dans la journée peut être une solution pour soulager la surcharge de travail. C'est une technique qui fonctionne également pour les malades à qui l'on peut proposer de répartir leur activité tout au long de la journée. On crée ainsi une motivation à être partie prenante dans le traitement de la maladie. Le manque d'adhésion au traitement est un problème majeur pour toutes les maladies chroniques, et il est déterminant d'aider les malades à s'engager au maximum dans la prise régulière de leur traitement. On sait aujourd'hui que l'activité physique régulière est bénéfique aux personnes présentant des problèmes cardiaques : le célèbre programme « promenez le chien » de la Société américaine de cardiologie a permis à des millions d'Américains de reprendre une activité physique.

La fatigue mentale s'exprime par des phrases du type « je ne veux plus ». Elle est omniprésente dans nos sociétés et se différencie de la simple fatigue physique, qui correspond plutôt à « je ne peux plus ». Les scientifiques se sont intéressés aux maladies liées à la fatigue et classent les pathologies en deux grandes catégories : les maladies organiques influençant le système immunitaire (cancers, infections chroniques, maladies auto-immunes) et les maladies neuropsychiatriques (dépression, sclérose en plaques, maladies neurodégénératives, troubles du sommeil).

## Les origines biologiques de la fatigue

La découverte qui a révolutionné notre approche de la fatigue est l'inflammation, et en particulier celle qui touche le cerveau[4]. Quand vous souffrez d'une polyarthrite, une maladie auto-immune qui atteint vos articulations et procure des douleurs intenses, on traite cette douleur avec de l'aspirine, un anti-inflammatoire bien connu. Les malades pensent que leur sentiment de fatigue est en relation avec la douleur ressentie qui les use, mais en réalité ces malades souffrent aussi, sans le savoir, de modifications neurochimiques qui entraînent ce sentiment de fatigue. L'ensemble des maladies inflammatoires impactent de près ou de loin le sommeil et on pensait auparavant que c'était la conséquence de la maladie ; par exemple, si vous avez des rhumatismes, vous passez de mauvaises nuits car la douleur vous empêche de dormir, c'est vrai, mais, comme nous allons le voir, cela est également dû à une action directe des neurotransmetteurs sensibles à l'inflammation produits au niveau du cerveau.

Lorsque vous subissez une maladie inflammatoire, vous libérez une grande quantité de cytokines dans le système sanguin qui nourrit vos organes. Ces cytokines activent un mécanisme de défense contre l'agresseur (un agent infectieux, comme dans le cas, par exemple, des infections type Covid-19). Dans le même temps, d'autres cytokines sont produites localement dans votre cerveau. L'ensemble va massivement impacter votre comportement en agissant sur votre cerveau. Cela réduit par la même occasion la production de plusieurs neurotransmetteurs indispensables à nos comportements comme la dopamine, la noradrénaline et la sérotonine : les malades fatigués ne peuvent plus mener leurs tâches habituelles de façon prolongée mais ils ont également beaucoup de mal à les initier par perte d'envie.

Si vous êtes atteint d'une maladie inflammatoire ou d'une infection, la première neurohormone qui diminue dans le cerveau est la dopamine, hormone maîtresse de la concentration et de l'action. Chez des animaux traités par des drogues pro-inflammatoires et qui sont donc en manque de dopamine, on observe des comportements apathiques, mous, avec un désintérêt pour l'environnement et une perte d'envie d'explorer leur cage. Si au contraire on augmente la libération de dopamine – comme c'est le cas pour les personnes qui prennent de la cocaïne –, on va produire l'effet inverse, c'est-à-dire une hyperactivité et une insensibilité passagère à la fatigue.

La noradrénaline, connue pour booster votre réactivité cardiaque en cas de danger, par exemple, accélère votre fréquence cardiaque en élevant votre pression artérielle, et est particulièrement utile pour gonfler votre énergie. Si vous en êtes privé, comme dans certaines maladies des glandes surrénales, vous éprouverez une forte fatigue qui ressemble à ce « coup de pompe » que l'on ressent après avoir eu une grosse frayeur.

La sérotonine, enfin, est le neurotransmetteur majeur des troubles de l'humeur et l'altération de sa production renforce les risques dépressifs et augmente massivement les plaintes de sommeil. Toutes les drogues qui détruisent la sérotonine, comme les substances hallucinogènes, provoquent de graves troubles du sommeil et des risques dépressifs. On sait ainsi que les maladies inflammatoires comme le cancer sont associées à la dépression, même chez des malades dont le pronostic vital n'est pas engagé : ce mécanisme est en lien direct avec la réduction de production de sérotonine.

Tout processus qui augmente l'inflammation conduit donc à un risque de dépression. À l'inverse, une réduction de l'inflammation peut être bénéfique à l'humeur : une excellente raison d'affirmer qu'une activité physique régulière, entre autres, peut entraîner un effet antidépresseur sur les malades se plaignant d'insomnie et de troubles de l'humeur[5]. Ainsi, on peut dire que toutes les maladies inflammatoires sont associées à des troubles du sommeil et que le mécanisme inflammatoire du cerveau touche les principaux neurotransmetteurs agissant sur le sommeil et l'éveil. De surcroît, certaines maladies du sommeil renforcent l'inflammation, source de fatigue. On voit bien ici l'importance d'analyser la fatigue et le sommeil ensemble et non pas de façon séparée. L'activité physique, le bon sommeil et une alimentation adaptée réduisent l'inflammation et constituent donc la clé de voûte de notre programme antifatigue.

# CHAPITRE 2

## Les dangers de la fatigue liés au manque de sommeil

Si je vous dis que le sommeil est vital pour votre santé, ne pensez pas un seul instant que j'exagère : les recommandations de l'Académie américaine de médecine du sommeil[6] concluent toutes qu'une bonne hygiène de sommeil est la clé de notre vitalité. Voici un petit aperçu des risques que vous prenez si vous n'y veillez pas.

### L'effet du manque de sommeil sur votre état de santé

Plusieurs études sur des milliers d'individus (75 718, pour être précis[7]) ont montré qu'une durée de sommeil supérieure à sept heures pour de jeunes adultes garantissait une meilleure qualité de vie[8]. Ces études ont également révélé que les adultes qui dorment moins de sept heures déclarent plus de maladies que ceux qui dorment entre sept et huit heures par nuit. Notez quand même que quelques rares études indiquent que dormir plus de neuf heures est néfaste pour la santé.

### *Hypertension, AVC et obésité*

Les études ont concerné en priorité les risques d'hypertension sur environ 200 000 personnes, mais les chercheurs ont aussi observé le risque d'apparition d'infarctus et des accidents vasculaires cérébraux (AVC) : là aussi, la barrière des six heures de sommeil autodéclarées définit la zone de dangerosité[9]. Et l'on retrouve une augmentation du risque pour un sommeil de plus de neuf heures.

Aussi des études expérimentales de privation chronique de sommeil pendant une semaine à quinze jours ont démontré que le manque de sommeil stimule l'appétit en agissant sur la leptine et la ghréline, deux hormones du cerveau qui modulent notre faim et contrôlent notre appétit. Par ailleurs, le manque de sommeil réduit l'effet de l'insuline et la tolérance au glucose, ce qui peut conduire, à long terme, à un diabète de type 2 dit « insulino-dépendant ». La privation chronique de sommeil constatée dans les études épidémiologiques américaines[10] a été comparée avec l'épidémie d'obésité, révélant que pour lutter contre la prise de poids, il fallait une hygiène alimentaire mais également un sommeil contrôlé.

### *Risque dépressif*

On sait de longue date que les problèmes d'insomnie sont un marqueur fort de la dépression. Avant que ne se manifeste un gros coup de blues accompagné d'idées noires, on constate souvent une perte de sommeil « sans raison ». En effet, si on a des périodes d'insomnie répétées pendant au moins trois mois au cours de l'année, on a deux fois plus de risque de développer un état dépressif qu'une personne sans troubles du sommeil[11]. La relation entre la durée du sommeil et les symptômes dépressifs est complexe parce qu'il est davantage question d'une plainte insomniaque (je ne perçois pas mon sommeil) que d'une privation active de sommeil (je ne me couche pas et donc, effectivement, je ne dors pas).

Le mécanisme physiopathologique* qui expliquerait cette relation est en cours d'étude, mais on connaît déjà le lien entre inflammation et dépression[12] : les patients dépressifs ont des marqueurs inflammatoires sanguins élevés (la protéine C réactive, ou CRP, par exemple). Lorsque les signes inflammatoires augmentent, en présence de maladies type polyarthrite rhumatoïde par exemple, il existe une hausse des troubles dépressifs, particulièrement chez les femmes.

---

* L'origine de la maladie.

## Altération de nos performances

Vous le saviez avant même d'ouvrir ce livre, le manque de sommeil altère nettement vos performances. Mais ce que vous ignorez sûrement, c'est que le manque répété de sommeil produit le même effet délétère que si vous enchaîniez plusieurs nuits de privation totale de sommeil. Les docteurs Dinges et Van Dongen ont privé de sommeil des volontaires pendant quatorze jours sur des durées nocturnes variables[13] (quatre ou six heures de sommeil par nuit). Ils ont ensuite comparé leurs performances après leur avoir imposé trois nuits consécutives d'absence totale de sommeil. Réduits à un régime de six heures par nuit, les individus présentaient, après deux semaines, des baisses de performances sur les temps de réaction comparables à celles qu'ils avaient après une nuit blanche et demie. Ceux ayant dormi quatorze nuits de quatre heures présentaient quasiment les mêmes performances que ceux n'ayant pas dormi pendant trois nuits d'affilée.

Il est urgent de dire à nos étudiants que se priver de sommeil pour réviser est vraiment une mauvaise idée !

Petit bémol toutefois. Pendant que mes amis David Dinges et Hans Van Dongen réalisaient leurs études de privation chronique, je menais pour ma part, en Europe, des études de privation de sommeil en conduite automobile, afin de mesurer les effets du manque de sommeil sur le risque d'accident. Alors que nous étions ensemble à une conférence à Stockholm, je demandai à David : « Comment as-tu fait pour les tenir éveillés aussi longtemps et comment se sont-ils comportés ? » Il me répondit que c'étaient les interactions sociales qui avaient permis de les maintenir éveillés, mais qu'il y avait dans le groupe un « alien » qui avait profité de ces heures d'éveil supplémentaires pour apprendre le chinois… en dormant quatre heures par nuit ! Manifestement, nous ne sommes pas tous égaux face au manque de sommeil.

### *Réaction, attention, mémoire : quand la fatigue nous perturbe*

Vous n'en avez peut-être pas conscience, mais la somnolence peut réellement nous handicaper tant elle influe sur nos fonctions cognitives : le cerveau somnolent se retrouve dans l'incapacité de traiter les informations qu'il reçoit de ses organes sensoriels (la vue et l'ouïe, notamment) et altère nos fonctions motrices.

C'est le temps de réaction à un signal sonore ou visuel, une composante particulièrement sensible au manque de sommeil, qui est l'un des premiers touchés. Le temps de réaction est mis en cause dans un grand nombre d'accidents de la route liés à un endormissement car il permet de corriger les erreurs de trajectoire. Même chose dans la façon de marcher : après une longue journée de travail, les personnels hospitaliers ou les soldats ont des réflexes affaiblis. C'est autant le ralentissement des réflexes lié au manque de sommeil que la fatigue physique qui expliquent leur démarche lourde. Chez les enfants, on constate souvent aussi un allongement du temps de réaction à l'occasion du dîner : ils mettent un temps infini à terminer leur assiette… quand ils ne s'endorment pas dedans !

Et si cette perte de temps de réaction est couplée à un sentiment croissant de somnolence dans le cas d'une privation aiguë de sommeil, elle a plutôt tendance à disparaître quand on est exposé à un manque chronique de sommeil, ce qui rend ce type de privation très dangereuse car on se croit alors en mesure de s'adapter au manque de sommeil[14].

**Les enfants et adultes hyperactifs peuvent souffrir de somnolence sévère**

Certaines maladies comme le trouble de déficit de l'attention et l'hyperactivité (TDAH), qui touchent nombre de nos enfants mais aussi certains adultes, peuvent combiner troubles de l'attention et du sommeil. Si le TDAH est une maladie aujourd'hui bien identifiée et pour laquelle il existe des traitements efficaces, il subsiste toujours des zones d'ombre car cette pathologie complexe peut présenter différentes formes.

Certains centres d'éveil de notre cerveau, en particulier ceux impliquant la dopamine et la noradrénaline, agissent également sur notre niveau d'attention. C'est ainsi qu'a été proposée l'utilisation du méthylphénidate, un médicament agissant sur la dopamine, pour permettre à ces malades de se reconcentrer ; de nombreux enfants ainsi que des adultes suivent actuellement ce type de traitement en Europe et aux États-Unis.

Mais quel est le lien avec le sommeil, me direz-vous ? Des chercheurs se sont intéressés à la récurrence de troubles du sommeil et de somnolence excessive chez des personnes diagnostiquées TDAH. Le docteur Bioulac, qui travaille dans mon unité de recherche, a pu montrer qu'un pourcentage d'adultes souffrant de TDAH présentaient une somnolence très sévère à des tests de mesure de l'endormissement sans pour autant pâtir de maladies fragmentant le sommeil, comme le syndrome d'apnées du sommeil[15]. Il est intéressant de noter que le méthylphénidate donné à ces patients est un puissant éveillant, et il y a fort à parier que pas mal d'entre eux profitent autant de l'effet éveillant de ces molécules que de leur effet sur l'attention.

Des recherches sont en cours pour mieux comprendre les liens entre ces deux maladies et cibler les traitements adaptés, mais si votre enfant saute partout et qu'il est capable de tomber endormi dès qu'il n'est plus stimulé, vérifiez du côté de ses résultats scolaires : s'ils sont vraiment catastrophiques, il y a peut-être quelque chose à faire concernant son sommeil.

## *La somnolence, un fléau trop souvent négligé*

La « fatigue » possède un sens différent en français et en anglais, ce qui crée une grande confusion dans la traduction d'articles anglo-saxons. En effet, nos amis nord-américains utilisent ce terme pour désigner un « épuisement », ce qui a incité des responsables de la sécurité routière à bâtir leur communication sur la fatigue physique et mentale plutôt que sur la conséquence d'un manque de sommeil. Il nous a fallu une bonne dizaine d'années pour faire émerger le concept de somnolence et d'endormissement au volant. Depuis, les sociétés d'autoroute et les constructeurs automobiles se sont emparés du sujet et il existe même sur certains modèles de voitures allemandes un dessin de tasse de café fumant qui apparaît quand les franchissements de ligne blanche se font trop fréquents.

Quand on parle de perte de performances liée au manque de sommeil, le véritable symptôme en cause est la somnolence. Elle se définit comme une incapacité à se maintenir éveillé et revêt différents aspects qui la rendent parfois difficile à distinguer de la fatigue, voire de l'ennui. Les recherches sur les comportements des populations, entre autres menées par mon équipe, ont mis en évidence une nouvelle forme d'insomnie non plus subie mais voulue qui conduit à une dette chronique de sommeil. C'est ce comportement qui explique une somnolence souvent perçue comme de la fatigue liée à un agenda trop chargé.

Avec l'attention, la mémoire est l'une de nos fonctions cognitives les plus importantes, et la somnolence peut la perturber. En réalité, il s'agit autant d'un problème de concentration que de mémoire, mais nombre de quinquagénaires consultent alors en pensant développer une maladie d'Alzheimer. S'il existe des liens réels avec certaines maladies qui s'achèvent avec la démence, il faut plutôt rechercher du côté du syndrome d'apnées du sommeil. Ce dernier peut entraîner un risque vasculaire altérant les fonctions cognitives, mais la somnolence en elle-même pénalise beaucoup de personnes vieillissantes. Mais il y a une bonne nouvelle : si les troubles de mémoire sont liés à la somnolence, le traitement de celle-ci pourra restaurer massivement les performances.

### Veiller vingt-quatre heures, c'est comme avoir un gramme d'alcool dans le sang

Drew Dawson est un chercheur australien réputé pour ses travaux sur la sécurité routière réalisés avec les syndicats et les entreprises de transport routier de son pays. Alors qu'il donnait une conférence concernant les effets de la fatigue sur les performances de conduite, un syndicaliste lui posa la question suivante : « Une nuit sans sommeil, cela équivaut à combien de bières ? » Un peu désarçonné par cette demande, le chercheur se mit immédiatement au travail dans son labo pour répondre au syndicaliste[16].

Il sélectionna des gens jeunes et en bonne santé et leur fit boire de l'alcool toutes les

demi-heures en mesurant leur taux d'alcoolémie. Il leur fit passer un test de temps de réaction et nota soigneusement les résultats. Après les avoir laissés recouvrer leurs esprits, il les convoqua quelques semaines plus tard et leur demanda de rester éveillés une nuit entière en les confrontant aux mêmes tests.
Le résultat fut significatif : après 17 heures de veille, nos performances sont comparables à celles dont nous faisons preuve avec 0,5 g d'alcool dans le sang (soit trois verres de vin) ; après 24 heures, elles sont proches d'une alcoolémie s'élevant à un gramme (soit presque une bouteille de vin et moins 6 points sur son permis de conduire...). Cette publication eut un impact massif sur la législation australienne de conduite et mit fin aux interminables séances de conduite nocturnes des convois de camions dans le désert.

### *Ennemi numéro 1 sur la route des vacances*

À l'époque où les voitures n'étaient pas climatisées et où Google Maps résidait dans le cerveau d'un enfant à peine né, la sécurité routière, sous le nom célèbre de Bison Futé, recommandait haut et fort de prévoir son départ en vacances après 23 heures ou avant 6 heures du matin pour éviter la chaleur et les bouchons estivaux. Dans le même temps, les associations de prévention routière menaient sur le bord des autoroutes des opérations « antifatigue » proposant de l'eau et des espaces de repos aux voyageurs épuisés. Le SAMU de Bordeaux intervenait régulièrement sur la longue nationale des Landes menant à l'Espagne ou au Maroc, fort empruntée en période de congés payés. Quand survenait un accident, les conducteurs et les familles traumatisés, lorsqu'ils étaient en état de parler, n'évoquaient pas de fatigue lors de l'impact mais plutôt un endormissement qui avaient rendu la sortie de route inéluctable.

Sollicités par mes amis du SAMU de Bordeaux, nous avons bâti durant l'été 1991 une enquête pour comprendre les causes de ces endormissements[17]. J'avais alors recruté une brigade de jeunes étudiants en short et casquette à qui j'avais demandé de parcourir les aires de parking, un questionnaire de sommeil à la main. En échange de dix minutes de leur temps, nous fournissions aux voyageurs de l'eau, des casquettes et des T-shirts, ainsi qu'un espace de tranquillité pour venir se détendre et répondre aux questions élaborées au sein de l'université.

L'enquête reposait sur trois questions fondamentales : Comment dormez-vous au cours de l'année ? Dans les deux jours avant le départ ? Et la veille de votre trajet estival ? En un été, sur plusieurs centaines de conducteurs, nous avons mis en évidence un phénomène massif de privation de sommeil à la veille des grands départs, en partie à cause des consignes de Bison Futé…

Deux ans plus tard, en septembre 1993, à la suite d'un article publié par un journaliste qui suivait nos travaux, je reçus un appel de la déléguée interministérielle à la sécurité routière me demandant comment réviser les messages de Bison Futé : la prise de conscience de l'importance du sommeil était enclenchée. Depuis, les médecins et chercheurs ne cessent de se battre pour expliquer le concept encore trop flou d'hygiène de sommeil.

Malgré toutes les évidences collectées au fil du temps sur l'importance du sommeil et sur les conséquences de sa privation, aucun message médical clair sur le sujet n'avait été produit. Il fallut attendre 2015 pour que l'Académie américaine de médecine du sommeil publie enfin des recommandations sur la durée minimale de sommeil en fonction des tranches d'âge : jamais moins de sept heures de sommeil pour les adultes, huit heures pour les adolescents, et neuf à dix heures pour les enfants de 7 à 12 ans.

### *Les grands accidents industriels et les erreurs de jugement*

Un autre aspect particulièrement lié au manque de sommeil est l'altération du jugement. Pour illustrer ce concept *a priori* abstrait, voici quelques situations concrètes, à l'image de ce chauffeur routier venu me voir en consultation parce qu'il s'était un jour arrêté à un stop et avait attendu qu'il passe… au vert !

Des erreurs dramatiques relèvent de ce procédé[18], comme dans le cas de la plus grave catastrophe nucléaire du XXe siècle, qui se produisit le 26 avril 1986 à Tchernobyl. La société d'exploitation de la centrale avait eu la bonne idée de débuter à 23 heures une série de tests pour vérifier l'alimentation électrique de secours du réacteur.

Une centrale nucléaire de la région avait connu ce jour-là des problèmes de fonctionnement. Les ingénieurs avaient alors décidé de faire fonctionner la centrale de Tchernobyl à plein régime toute la journée pour remplacer la centrale défaillante. Ainsi, au lieu de réaliser les tests en pleine journée, comme habituellement, ils ont déclenché les phases de test en pleine nuit. Une première décision qui témoigne déjà d'un manque de compréhension du fonctionnement humain en période nocturne… Comme si cela ne suffisait pas, les consignes pour réduire la puissance du réacteur n'ont pas été respectées par l'ingénieur en chef, qui ordonna à son équipe de supprimer plusieurs dispositifs de sécurité. La baisse de force du réacteur couplée à une hausse de température produisit une réaction chimique incroyable formant un mélange détonnant.

À 1 h 23, la dalle de béton de 1200 tonnes est projetée en l'air et fracture le réacteur numéro 4 en retombant. Sur place, les techniciens ne mesurent pas la gravité de l'accident, et le directeur de la centrale, réveillé à 1 h 30, n'appellera le ministère qu'à 4 heures du matin en déclarant, rassurant, qu'il ne soupçonne aucune fissure dans le réacteur… Pourtant, les catastrophes vont se succéder cette nuit-là et les jours suivants, avec un bilan humain de deux cents morts par irradiation directe selon les autorités et une estimation d'un million de morts selon les nombreuses enquêtes internationales menées au fil des ans.

On a tiré des conséquences du risque nucléaire au niveau planétaire depuis cette catastrophe, mais, malheureusement, le message concernant le risque industriel lié au manque de sommeil n'a pas été aussi bien retenu...

Autre exemple plus récent d'une erreur humaine attribuable au manque de sommeil : l'explosion de la navette *Challenger*, le 28 janvier 1986. Lors du lancement d'une navette, trois contraintes majeures doivent être respectées : le feu vert technologique du lanceur, les bonnes conditions météorologiques et l'impact médiatique – pour diffuser la retransmission à une heure de grande écoute télévisuelle. Pour ce nouveau lancement du programme spatial de la Nasa, les choses se présentaient mal et on accumula retard sur retard : une première fois, le lanceur n'était pas prêt, une autre, la météo était mauvaise, et enfin plus personne n'était devant sa télévision... Au fil de ces reports, les équipes techniques changeaient régulièrement pour garder les troupes « fraîches », alors que les ingénieurs en chef, eux, devaient rester en poste jusqu'au décollage. Un état d'épuisement s'installa, mais malgré cela l'ordre fut donné de lancer la navette spatiale. Quelques poignées de secondes après le décollage, le monde ébahi vit exploser en direct la navette, entraînant la mort de sept astronautes. Pour la Nasa, ce fut une lourde perte de crédibilité et le gel du programme durant trente-deux mois.

La commission présidentielle conclut que l'accident était lié à une erreur humaine causée par un manque de sommeil et aux changements de poste survenus au milieu de la nuit avant la téléconférence du soir au Marshall Space Flight Center avec la société Morton Thiokol. Certains ingénieurs avaient dormi moins de deux heures depuis leur prise de poste à 1 heure du matin la veille. L'autorisation de lancement n'aurait pas dû être validée au vu des problèmes technologiques du lanceur.

Ces différents accidents sont révélateurs de la façon dont notre société occulte l'impact de la privation de sommeil sur les capacités de jugement. Je suis frappé de voir que nombre d'accords politiques ou financiers sont signés après une longue nuit de négociation, faisant fi des erreurs ou omissions qui peuvent intervenir dans ces contextes de forte pression de sommeil et dont on se mord souvent les doigts le lendemain matin. Peut-on penser que c'est à l'usure que les accords s'obtiennent et de préférence la nuit ? Certains fins négociateurs démarrent les discussions en fin d'après-midi pour être sûrs d'imposer leur volonté en début de nuit lorsque leurs interlocuteurs seront épuisés… On pourrait presque parler de pratique « illégale » en considérant que l'on met en danger les capacités de jugement de la partie adverse – même si rien de tel n'est encore écrit dans la loi. Imaginez une seconde que l'on rende l'alcool obligatoire à la table des négociations, on pousserait de hauts cris. Pourtant, souvenez-vous, la privation de sommeil entraîne les mêmes effets que la consommation d'alcool.

## Inflammation et infections

Dans les années 1990, on s'est intéressé aux effets de la fièvre et de l'inflammation sur le sommeil. Des expériences ont été réalisées chez des rongeurs pour comprendre comment et pourquoi les sujets fiévreux avaient tendance à dormir beaucoup.

Pour rappel, la fièvre est un mécanisme de défense qui permet aux cellules sanguines (les monocytes et macrophages) de venir en quelques minutes combattre virus et bactéries. Dès que la bataille commence, on assiste à une inflammation majeure (la peau rougit et gonfle si une plaie cutanée s'infecte, par exemple) qui repose sur la libération de certaines molécules : les interleukines (des molécules produites entre autres dans le cerveau). Certaines de ces interleukines (IL-6) sont relâchées naturellement (sans infection) au cours du sommeil lent profond. Mais lors d'agressions virales et bactériennes, les chercheurs ont constaté que d'autres interleukines (en particulier l'IL-1) étaient libérées et jouaient un rôle sur l'éveil en favorisant une plus longue période de sommeil pendant la journée, un peu comme pour mettre le corps en situation de défense optimale vis-à-vis de l'infection.

Puis, on s'intéressa à la mécanique inverse en se demandant si manquer de sommeil à cause d'une privation chronique avait un impact sur l'inflammation. Et en effet, la privation entraîne une augmentation importante des cytokines inflammatoires et de la protéine C réactive ou CRP (un marqueur connu de l'inflammation), plus particulièrement chez les femmes.

Le docteur Liukkonen[19] a même prouvé qu'un mauvais sommeil avait un effet encore plus négatif sur les marqueurs de l'inflammation que d'être sédentaire. La bonne nouvelle, c'est qu'à l'inverse, traiter par des thérapies comportementales les plaintes insomniaques réduit l'inflammation[20] !

La privation de sommeil peut également affaiblir le système immunitaire. Des études ont établi un lien entre la durée de sommeil et les infections de la sphère ORL, avec un risque avéré pour une durée de moins de sept heures. Une autre étude sur plus de 50 000 personnes montre quant à elle une augmentation du risque de pneumonie lorsqu'on a moins de cinq heures ou plus de neuf heures de sommeil par nuit[21].

### *Respecter un bon rythme biologique, une arme contre le cancer*

Si de nombreuses études se sont intéressées à la relation entre le risque de cancer et la durée de sommeil, les résultats sont assez hétérogènes, en particulier pour les cancers colorectal ou ovarien. L'étude la plus fiable porte sur les cancers du sein, avec un risque considérable lorsqu'on dort moins de six heures[22].

Il ne faut pas oublier que l'un des vecteurs de la privation de sommeil est le travail, et notamment quand il est en horaires décalés. Un grand débat fait rage entre les spécialistes du sommeil et les chronobiologistes pour déterminer le facteur physiologique le plus sérieux pour expliquer (et conserver) un bon état de santé général. Mais il est certain que les rythmes biologiques ont un impact massif sur les rythmes veille/sommeil. Des enquêtes sur le suivi de santé des infirmières ont constaté que le travail posté, c'est-à-dire un travail en roulement d'équipes toutes les 8 heures, était associé à un risque accru de cancer (notamment du sein). D'ailleurs, il existe un taux important de troubles du sommeil dans la population féminine, en particulier lorsqu'elle travaille en horaires décalés.

Le mécanisme d'apparition de ces cancers est lié à une modification de l'activité des deux gènes (PER 1 et PER 2) qui contrôlent l'horloge circadienne (alternance du jour et de la nuit). Ils jouent un rôle important dans le blocage de la croissance des tumeurs, mais lorsque leur fonctionnement est perturbé, le mécanisme protecteur n'agit plus et des tumeurs peuvent apparaître. Les cancers du sein et du colon sont particulièrement sensibles à ces dysfonctionnements génétiques. Les cancers de la prostate, du poumon et les cancers ovariens ont également été associés au travail posté *via* des mécanismes génétiques complexes.

### *Manque de sommeil et intolérance à la douleur*

En fonction de notre état psychique, on supporte plus ou moins bien la douleur : si vous êtes stressé, vous surréagirez à la douleur (principe de la torture), alors que si vous vous tapez sur le doigt avec un marteau en faisant du bricolage, la douleur vous semblera supportable. C'est la même chose avec la privation de sommeil : plusieurs études[23] montrent que le seuil de cinq heures de sommeil par nuit augmente significativement la sensation de douleur alors que des durées de sept à huit heures, voire de huit à neuf heures, l'abaissent.

### *Sommeil et surmortalité*

On retrouve ici aussi un lien qui suit une courbe en forme de U entre la mortalité et la durée de sommeil : les risques sont liés à de trop faibles ou de trop importantes durées de sommeil. Des publications[24] montrent que le risque de mortalité le plus faible se situe chez des populations ayant une durée de sommeil journalière entre sept et huit heures.

L'ensemble de ces résultats vous donne une idée assez claire des besoins minimaux en sommeil. On peut dire raisonnablement qu'un adulte ne devrait pas dormir moins de sept heures par nuit sept nuits par semaine (soit 49 heures en cumulé hebdomadaire) pour optimiser son niveau de santé et son espérance de vie.

Afin de ne pas tomber dans ces pièges qui vous guettent si vous manquez de sommeil et les multiples dangers liés à de mauvaises nuits, intéressons-nous aux grands principes qui règlent notre sommeil pour mieux l'apprivoiser à long terme grâce à une bonne hygiène de sommeil.

CHAPITRE 3

# Le sommeil, comment ça marche ?

Pour bien comprendre comment fonctionne le sommeil, il faut commencer par se sortir de la tête qu'il survient quand on est fatigué et qu'il est là pour nous reposer. Notre cerveau envoie un signal fort à notre corps pour lui demander de dormir (c'est la somnolence, que certains prennent pour de la fatigue) parce que c'est uniquement dans cet état que nous pouvons réaliser des fonctions indispensables à notre corps. Le sommeil est donc un état actif, au même titre que la veille, qui permet d'accomplir des activités impossibles à faire en étant éveillé : production hormonale, renforcement des défenses immunitaires, nettoyage des neurones, mémorisation.

Imaginez que vous prépariez une recette de cuisine. Vous commencez par laver puis éplucher vos légumes, préparer votre viande ou votre poisson, avant de les faire cuire, les uns après les autres selon un ordre précis, pour obtenir, au final, un plat délicieux. Si vous ne respectez pas les étapes de la recette, le résultat sera mauvais, voire immangeable (essayez de faire un coq au vin sans enlever les plumes du volatile...). Pour passer une bonne journée active, c'est la même chose : il vous faut absolument votre dose de sommeil et ce, dans un ordre bien déterminé.

## L'alternance veille/sommeil comme règle absolue

S'il est un principe fondamental à comprendre pour prendre en main son hygiène de sommeil, c'est l'interdépendance entre chaque minute de veille et la nature et la durée du sommeil qui s'ensuit. Avant même d'avoir des outils de mesure sophistiqués, les médecins et les scientifiques avaient observé des cycles d'activité et de repos chez les hommes comme chez les animaux. Leur conclusion était : « Je suis éveillé je bouge, je dors je ne bouge pas. » Un principe un peu rudimentaire mais bien utile pour classer la majorité des animaux en fonction de leur état d'éveil. Si quelques originaux, bien sûr, ne font rien comme les autres (comme les mammifères marins et certains oiseaux qui dorment un hémisphère après l'autre), pour la majorité des espèces, des plus petits insectes aux éléphants, la journée est rythmée par des périodes d'activité suivies de séquences plus ou moins longues de repos.

Si ce principe a permis de différencier la veille du sommeil, le sommeil n'est pourtant pas un état unique mais plutôt une succession de différents états eux-mêmes divisés en stades. Chaque stade correspond à des fonctions diverses réalisées successivement par le cerveau.

## *Du sommeil lent au sommeil paradoxal*

Le sommeil « moderne » est né avec l'invention de l'électrophysiologie. Par le biais d'une électrode placée sur le cuir chevelu, on a pu enregistrer l'activité électrique des millions de neurones de notre cortex cérébral grâce à des amplificateurs du signal. Cette technique (électroencéphalographie ou EEG) a permis de mesurer l'activité des différentes zones du cerveau au cours de la veille mais aussi du sommeil. Cela a montré que le rythme d'activité des neurones connaît de grandes variations selon les différents états de conscience : lors de la veille et au cours du sommeil paradoxal, le rythme EEG est rapide, au cours du sommeil lent, le rythme est lent (comme son nom l'indique !).

Cette mesure de l'activité du cerveau a également démontré qu'au sein même des différents états de conscience, la rapidité de l'activité du cerveau, le tonus musculaire et les mouvements des yeux changeaient massivement. Les chercheurs se sont appuyés sur ces trois mesures (électroencéphalogramme ou EEG, électromyogramme ou EMG pour le tonus musculaire, EOG ou électro-oculogramme pour le mouvement des yeux) pour définir les différents stades de sommeil (sommeil lent léger, sommeil lent profond, sommeil paradoxal).

Chacun des stades se définit par une activité électrique plus ou moins rapide des neurones du cerveau, un niveau musculaire plus ou moins « tonique », et un niveau d'activité lent ou rapide des mouvements des yeux. Comme l'a présenté le neurobiologiste français

Michel Jouvet, ces mouvements oculaires sont nombreux dans le sommeil paradoxal et quasi absents du sommeil lent.

La veille, le sommeil lent et le sommeil paradoxal, que nous définirons en détail plus loin, sont les trois états de fonctionnement (ou états de conscience) du cerveau. La science a beaucoup progressé dans la compréhension du sommeil lent, mais on explore encore le rôle potentiel de ces différents états de conscience et des hypothèses sont en cours d'évaluation pour le sommeil paradoxal.

### Le sommeil paradoxal ou *REM sleep*

Dans les années 1950, alors qu'ils travaillaient sur les fonctions du sommeil, les psychiatres américains de l'équipe du Pr Kleitman ont eu l'idée de regarder dormir leurs patients pour tenter d'analyser les fonctions du sommeil et des rêves[25]. Ils découvrirent un stade précis où les sujets bougeaient très rapidement les yeux en plein sommeil et constatèrent qu'en les réveillant, ces derniers se souvenaient fréquemment de leurs rêves. Ils baptisèrent naturellement cet état de sommeil – qui deviendra par la suite l'un des stades du sommeil – le *REM sleep* (*rapid eye movement sleep*) ou sommeil à mouvements oculaires rapides. Au même moment en France, Michel Jouvet travaillait sur l'activité électrophysiologique du cerveau pour essayer d'identifier les zones

du cerveau produisant les différents états de sommeil. Il constata qu'en fin de nuit les dormeurs présentaient un stade de sommeil avec une activité cérébrale rapide, paradoxalement proche de celle enregistrée au cours de la veille. Il décida de l'appeler « le sommeil paradoxal ». À l'occasion d'une rencontre internationale, chercheurs français et américains comparèrent leurs résultats et découvrirent que le sommeil paradoxal et le *REM sleep* n'étaient qu'un même et unique état de conscience (ou stade de sommeil, en l'occurrence), ce qui explique l'existence de ces deux termes, selon qu'on travaille d'un côté ou de l'autre de l'Atlantique !
Par souci de simplification, on assimile depuis l'état de sommeil paradoxal au stade de sommeil paradoxal, car il n'existe qu'un seul stade en sommeil paradoxal – contrairement au sommeil lent, qui peut être léger ou profond.

### *Des cafards aux éléphants, tout le monde dort*

Si la diversité animale est extraordinaire, il faut se rappeler que nous venons probablement tous de la même cellule et que l'apparition d'autres espèces a été rythmée par la présence de nouvelles fonctions physiologiques et, selon ce cher Darwin, d'une capacité d'adaptation à l'environnement. À ce jour, il est intéressant de noter que nous n'avons identifié aucun animal qui ne dort pas, ce qui nous conforte dans le caractère vital du sommeil. Dans le même temps, il est intéressant de voir à quel point les différentes espèces animales, en fonction du milieu où elles évoluent (terre, mer, air), ont su modifier leur façon de dormir.

En observant des insectes, espèces parmi les plus primitives, des chercheurs ont mobilisé des cafards durant quelques heures, et ont observé qu'ils avaient une période d'inactivité comparable à celle des humains, qui dorment après une longue journée de travail[26]. L'équipe d'Irene Tobler[27] enregistra quant à elle la fréquence cardiaque des scorpions – un bon reflet du fonctionnement du corps humain – et put montrer que cette dernière se ralentissait massivement lors de certaines périodes d'activité, comme on le constate dans le sommeil humain. Une découverte importante pour la compréhension des risques cardio-vasculaires liés à certaines formes d'insomnie où le malade, effectivement, ne dort pas. Nous y reviendrons.

Grâce à l'électrophysiologie et à la découverte du sommeil paradoxal, les chercheurs ont effectué des enregistrements sur toutes les espèces possibles pour rechercher les différences en matière de sommeil. Assez rapidement (et au grand désespoir de Michel Jouvet), on identifia des espèces qui ne présentaient pas de sommeil paradoxal. Si un grand débat existe encore sur une possible forme de sommeil paradoxal chez de rares espèces de reptiles, on retiendra que les oiseaux et les mammifères connaissent des états de sommeil paradoxal et que les reptiles n'en ont pas. Cette différence nous renseigne sur l'importance de la température vis-à-vis du sommeil car les reptiles sont poïkilothermes (leur corps suit strictement la température de l'environnement dans lequel ils évoluent, c'est pourquoi on les nomme animaux « à sang froid ») alors que mammifères et oiseaux sont homéothermes (ils maintiennent leur température interne malgré les variations thermiques de l'environnement). Cette découverte explique également le rôle de la température externe sur la rapidité d'endormissement par des signaux périphériques, comme les mains et les pieds, au niveau du cerveau.

En observant que la durée du sommeil varie selon les espèces, avec de très courts dormeurs d'un côté de l'échelle jusqu'à de très gros dormeurs de l'autre, on pensa initialement que cette diversité tenait au nombre de prédateurs auxquels les espèces étaient confrontées : les animaux ayant beaucoup de prédateurs (les lièvres, par exemple) dormaient de façon fractionnée, alors que les lions faisaient de longues siestes dans la journée. Mais les choses se compliquèrent quand on constata que les éléphants étaient de petits dormeurs !

La réponse se trouve en réalité dans le rapport entre le poids de notre cerveau et celui de notre corps. Ainsi, plus notre cerveau serait léger par rapport au poids de notre corps, moins on dormirait… Mais des éléments génétiques jouent également un rôle important puisque au sein d'une même espèce on note de grandes différences de durée de sommeil. Il faut garder en tête que, le sommeil étant vital pour toutes les espèces, les animaux ont dû s'adapter pour combiner sommeil et survie, comme le dauphin, qui a besoin de remonter à la surface pour respirer régulièrement.

**Le dauphin ne dort (vraiment) que d'un œil**

Certains oiseaux ou mammifères présentent des périodes d'activité si longues qu'on pourrait croire qu'ils ne dorment pas pendant des jours. C'est le cas des oiseaux confrontés à des migrations prolongées, ou des mammifères devant assurer leur flottaison sous peine de mourir par manque d'oxygène, comme les dauphins, qui ont appris à dormir en alternance entre l'hémisphère droit et l'hémisphère gauche. C'est le Pr Mukhametov, à Moscou, qui enregistra des dauphins de la mer Noire et publia une étude emblématique qui montra le sommeil « interhémisphérique » de ces animaux[28]. Depuis, des recherches ont confirmé ces résultats pour d'autres espèces comme le phoque, qui dort de façon synchronisée l'hiver (les deux hémisphères à la fois) et peut alterner son sommeil d'un hémisphère à l'autre l'été lorsqu'il recommence à vivre dans l'eau[29]. Cette flexibilité prouve à quel point les animaux ont « appris » à gérer leur sommeil afin de l'adapter à leur environnement et comment celui-ci peut conserver ses fonctions

malgré des durées ou des localisations différentes.
Ces fonctions n'ont pas manqué d'intéresser l'armée américaine, qui n'a pas hésité à dépenser des fortunes pour tenter de reproduire des sommeils alternés chez l'homme afin de permettre de plus longues périodes d'activité chez les combattants… Ces recherches associées aux travaux d'autres chercheurs ont mis en évidence le phénomène de « sommeil local » qui montre qu'en privation de sommeil certains humains peuvent faire dormir une partie de leurs hémisphères en gardant le reste de leur cerveau éveillé[30]…

## Stades et cycles, l'architecture du sommeil

Le sommeil se décompose en plusieurs stades* dont les fonctions sont différentes et alternent de façon cyclique au cours de la nuit avec de brefs épisodes de veille** :

- le sommeil lent léger (stades I et II) apparaît dès l'endormissement et présente une activité

---

* Initialement, le sommeil lent profond se découpait en deux stades : le stade 3, où on retrouvait de 20 à 50 % d'ondes lentes, et le stade 4, où on en trouvait plus de 50 % sur une période de 30 secondes de sommeil ; depuis 2007, on a désormais résumé le sommeil lent profond au stade 3.

** Nous décrirons ce stade plus tard.

cérébrale assez rapide, une légère baisse du tonus et des mouvements oculaires lents ;
- le sommeil lent profond (stade III) survient ensuite avec de grandes ondes lentes et une baisse accrue du tonus musculaire ;
- puis vient le sommeil paradoxal (stade R*) dont l'activité cérébrale rapide est proche de la veille avec beaucoup de mouvements oculaires et une paralysie totale du corps.

Pour passer de la veille au sommeil, nos neurones se mettent en activité électrique synchronisée (toutes les cellules produisent un faible courant en même temps) entraînant des ondes électroencéphalographiques (EEG) qui sont la somme de milliers de petits courants (ou ondes individuelles) liés à cette activité. Cela donne un signal électrique important, comme si on allumait assez rapidement mille ampoules plutôt que l'une à la suite de l'autre. En conséquence, les ondes enregistrées sont de plus en plus amples et lentes (l'intensité des ondes électriques individuelles s'additionne). C'est ce phénomène de synchronisation des décharges électriques qui laisse la place au sommeil lent profond. On pense que c'est aussi une des bases qui permet de consolider l'apprentissage des choses faites dans la journée.

La durée de ce sommeil lent profond est dépendante de la durée de veille précédente grâce au mécanisme dit de « pression homéostasique » qui

---

* Dans la nouvelle classification, le sommeil paradoxal est baptisé R (comme le *REM sleep* des Américains).

se construit tout au long de la journée et détermine notre facilité d'endormissement. Cette pression est l'un des modulateurs des rythmes veille/sommeil : en jouant sur son activité diurne et le temps passé au lit, on peut modifier cette pression de sommeil et donc son envie de dormir. Nous y reviendrons.

**Comment le sommeil nous aide à mémoriser**

Le sommeil joue un rôle important dans la régulation de tous les organes, du cœur aux poumons en passant par les reins, mais il a un rôle prioritaire dans le fonctionnement de notre cerveau, surtout dans la consolidation des acquis de la journée. On pensait dans les années 1980 que le sommeil paradoxal pouvait jouer ce rôle, mais des expériences ont prouvé que c'est bien le sommeil lent profond qui tient une place prépondérante dans les apprentissages.

En 2004, des chercheurs[31] se sont amusés à faire apprendre à des volontaires comment manipuler une manette de jeu pour conduire une voiture sur un circuit. La nuit qui a suivi cette activité – qui avait mobilisé certains neurones du cerveau en région frontale –, les chercheurs ont noté une suractivité d'ondes lentes dans le cerveau. Un peu comme si à force de faire couler de l'eau sur du sable des canaux gravaient un passage obligé dans le sol pour faciliter l'écoulement. Cette expérience a permis de confirmer que le sommeil lent profond contribue à l'apprentissage de tâches effectuées dans la journée. Par ailleurs, elle a montré que l'augmentation des ondes se situe dans une zone précise du cerveau, celle qui contrôle la motricité de la main utilisée lors de la conduite sur circuit. Des entreprises tentent actuellement de commercialiser des dispositifs de stimulation des ondes lentes du cerveau pour favoriser l'apprentissage, voire prévenir l'apparition des effets de l'âge sur la mémoire. Ces travaux sont expérimentaux mais il est probable qu'ils déboucheront sur des applications concrètes dans un avenir proche.

Réviser ses cours de maths en piquant un petit somme « stimulé » pourrait devenir un must pour nos lycéens, et relire Stendhal avant de s'endormir avec un équipement adéquat permettrait de fournir une trace mnésique renforcée à nos aînés qui voient souvent leurs souvenirs récents s'effacer.

*Pour garder le rythme, le sommeil organise ses stades en cycles récurrents*

On l'a dit, l'alternance veille/sommeil est la règle absolue, mais au sein même du sommeil se retrouve une répétition de cycles du sommeil tous composés des différents stades de sommeil lent et/ou de sommeil paradoxal et de veille.

Contrairement à ce que l'on croit souvent, chacun des cycles ne contient pas seulement du sommeil lent et du sommeil paradoxal mais aussi quelques minutes de veille. Ainsi, s'éveiller la nuit est normal, mais, si la durée n'excède pas quelques secondes, le cerveau oublie ce phénomène et au matin on se souvient d'une nuit de sommeil sans réveil.

Le début de nuit est riche en sommeil lent profond (c'est là qu'on récupère le mieux le « manque » de sommeil) et la fin de nuit en sommeil paradoxal (c'est une fois le sommeil lent profond effectué que l'on peut passer au sommeil paradoxal). Chaque cycle correspond à une durée avoisinant les 90 minutes mais qui peut varier selon les individus.

Le respect de ces cycles n'est pas indispensable pour bien dormir, les navigateurs solitaires et les militaires, avec leurs « siestes flash » ou « *power nap* », en sont la preuve. En revanche, il existe bien des périodes chronobiologiques, fondées sur nos rythmes internes, plus favorables à certains stades – notamment pour le sommeil paradoxal. C'est entre autres l'étude des malades narcoleptiques – qui ont la particularité de tomber endormis brutalement au cours de la journée – qui a permis aux chercheurs de découvrir qu'il existe des périodes propices à l'apparition du sommeil paradoxal et d'autres plus favorables au sommeil lent.

**HYPNOGRAMME**

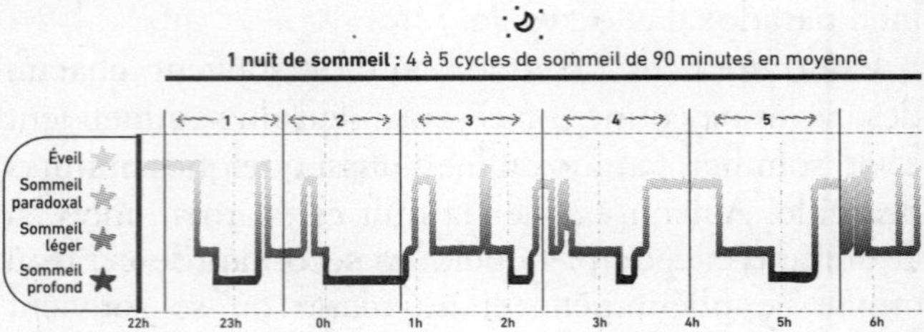


Ce qui est frappant, c'est la répétition de cette organisation chez tous les humains enregistrés, comme si la fonction du sommeil devait passer par cette séquence de stades différents. Beaucoup d'études ont été menées pour comprendre les mécanismes qui règlent l'apparition de ces stades et le constat que l'architecture du sommeil nocturne dépend significativement de la veille qui précède. Bien sûr, tout le monde sait que, plus on est éveillé, plus on aura tendance à dormir la nuit d'après pour récupérer le manque de sommeil, mais cette organisation peut varier également avec une forte augmentation du sommeil lent profond, souvent au détriment du sommeil lent léger.

### *Comment la durée d'éveil influe-t-elle sur notre sommeil nocturne ?*

On l'a déjà dit, l'alternance veille/sommeil est hautement dépendante de la durée de veille, qui conditionne une pression de survenue du sommeil dite homéostasique. Pour bien comprendre, il faut imaginer un

« réservoir de sommeil » qui se remplit au cours de la journée et provoque l'endormissement quand il est presque plein. Plus le réservoir est plein au moment de l'endormissement, plus il faudra de sommeil lent profond pour le vider. Tant que le réservoir n'est pas à sec, on prolonge la nuit, ce qui explique l'« effet rebond » de sommeil (la fameuse grasse matinée) après une trop longue période d'éveil.

La profondeur du premier sommeil, qui se traduit par un fort pourcentage de sommeil lent profond, est proportionnelle à cette pression homéostasique cumulée lors de la veille. Autrement dit, plus on a été longtemps éveillé, plus forte est l'envie de dormir. Il est important de noter que l'allongement de la durée de veille agit directement sur la durée du sommeil mais aussi sur sa profondeur : cela ouvre des perspectives naturelles pour approfondir le sommeil « trop léger » dont se plaignent les insomniaques. On verra plus loin comment on peut aussi manipuler cette pression homéostasique de sommeil avec des substances chimiques dont la plus connue est le café…

Dans les années 1960, pour comprendre le rôle du sommeil, on réalisait des expériences de privation de sommeil totale pour saisir l'effet du manque. Plus tard, des enquêtes ont montré que les habitants des sociétés modernes occidentales réduisaient leur durée de sommeil en dormant par exemple seulement six heures pendant la semaine et huit heures durant le week-end. Pour mesurer l'effet du manque chronique de sommeil, on a manipulé le sommeil de volontaires sur des périodes assez longues (environ deux semaines) ; en réalisant ainsi des expériences de réduction partielle de sommeil chez des étudiants qui passaient de huit heures de sommeil par nuit à six, voire quatre heures, on a pu apprendre que la dette de sommeil se cumule de nuit en nuit, ce qui a confirmé l'importance d'une bonne hygiène de sommeil quotidienne.

On a fait une autre découverte importante : en période de privation chronique de sommeil, c'est le sommeil lent profond qui reste le plus préservé en quantité. Idem chez les navigateurs solitaires, qui dorment par plusieurs cycles de sommeil et éliminent un maximum de sommeil lent léger à la faveur du sommeil lent profond, le sommeil paradoxal étant réduit mais pas complètement éliminé. Comme son nom le laisse entendre, l'une des caractéristiques du sommeil lent « profond » est d'être plus robuste que le sommeil lent « léger », pendant lequel on peut être réveillé par un simple bruit. Cette propriété est l'une des clés du traitement de l'insomnie : redonner le « goût » du sommeil aux dormeurs qui se plaignent d'un sommeil trop léger.

La découverte de la pression homéostasique qui commande, au cours de la veille, la quantité de sommeil lent profond que l'on produira lors de l'endormissement (la nuit ou même pendant une sieste) a mis à mal l'importance du sommeil paradoxal dans le fonctionnement cérébral. Si l'on regarde, comme l'ont fait des chercheurs américains[32], la façon dont le sommeil se réorganise sur quatorze jours en forçant des volontaires à dormir quatre heures par nuit au lieu de huit, on constate que le stade le mieux conservé en durée est celui du sommeil lent profond, au détriment du sommeil lent léger, mais aussi de la durée totale du sommeil paradoxal. Cela laisse supposer que le noyau physiologique fondamental du sommeil se situe bien dans le sommeil lent profond.

**Le sommeil lent profond, indispensable au nettoyage du cerveau**

Le cerveau baigne dans un liquide céphalorachidien qui permet, entre autres, l'élimination des substances expulsées par les neurones dans l'espace extracellulaire après leur utilisation. Si certaines protéines ne sont pas expulsées, elles s'accumulent et peuvent produire la mort des neurones : c'est l'un des mécanismes évoqués dans les affections neurodégénératives comme la maladie d'Alzheimer.

Les chercheurs[33] qui travaillaient sur le processus d'élimination des protéines « usées » se sont amusés à enregistrer ces échanges au cours du sommeil. À leur grande surprise, ils ont constaté un nettoyage massif des cellules lors du sommeil et en particulier du sommeil lent profond. Ainsi, une des fonctions du sommeil pourrait être de nettoyer périodiquement les neurones pour leur permettre de fonctionner à plein régime le lendemain. Cette hypothèse est particulièrement intéressante pour prévenir le vieillissement du cerveau et des recherches sont en cours pour tester l'effet bénéfique du sommeil lent profond sur le ralentissement des maladies neurodégénératives.

### *L'état de veille, une activité foisonnante et désynchronisée de nos neurones*

Si surprenant que cela puisse paraître, la veille n'est pas un état neutre mais bien un état actif qui repose, comme pour le sommeil, sur l'activation de zones du cerveau bien précises. Si ces zones sont lésées, on plonge non pas dans un état de sommeil mais dans un défaut de veille, comme c'est le cas pour les personnes dans le coma après une lésion du tronc cérébral (la zone qui relie le cerveau à la moelle épinière). Des physiologistes ont eu l'idée de stimuler une zone précise du tronc cérébral (la formation réticulée ascendante) d'animaux de laboratoire lorsque ces derniers dormaient profondément : en montrant que cette stimulation peut réveiller des animaux endormis, ils ont prouvé l'existence d'une zone d'éveil absolument distincte des zones propices au sommeil. Ce sont ces expériences qui ont vraiment ouvert la porte à la compréhension de systèmes nerveux différents et complémentaires qui permettent la veille ou le sommeil.

C'est ce principe qu'utilisent les maîtres du kung-fu dans les fameux films américains des années 1970 (personnellement, j'ai un faible pour *Opération Dragon*...). On s'émerveille de la façon dont Bruce Lee neutralise ses adversaires d'une frappe sèche à l'arrière du cou, au niveau du tronc cérébral, mais en bloquant leur système d'éveil, il crée un K.-O. non pas en les plongeant dans un sommeil immédiat mais plutôt en leur interdisant de se maintenir éveillés.

Comme pour les personnes plongées dans le coma, avec des niveaux d'éveil variables en fonction des lésions du cerveau, cet état est une mauvaise nouvelle pour le cerveau : s'il se prolonge, il ne laisse rien augurer de bon pour les patients, chez qui on constate une perte de mobilité naturelle qui dégrade massivement leur état et entraîne une perte musculaire et de la masse osseuse.

### L'explosion de la veille chimique

Jusque dans les années 1990, on a surfé sur la vague des médicaments « pour mieux dormir » avec les *Z-drugs* (zolpidem, zopiclone), petits-cousins des benzodiazépines, mieux connus sous le nom d'Imovane® ou Stilnox®, avec le soutien commercial massif de l'industrie pharmaceutique. Aujourd'hui, comme si dormir était une perte de temps, ce sont les boissons énergisantes qui ont pris le relais : certaines marques vendent à tour de bras du café torréfié « classique » quand d'autres distribuent avec succès des boissons psychostimulantes synthétiques, probables petites-filles de la sombre pervitine, une puissante amphétamine inventée par les nazis pour permettre à leurs armées de conduire des guerres éclairs (le fameux Blitzkrieg).

Le temps du « *chemical wake* » est arrivé avec le XXIe siècle : Netflix et les GAFAM en sont les grands prescripteurs. Un peu comme l'implantation des fast-foods à travers le monde déploie l'épidémie d'obésité, nos séries télés et nos smartphones rognent sur notre sommeil en nous rendant addicts à une veille prolongée. Au vu de ce que l'on connaît des effets du manque chronique de sommeil, je vous laisse imaginer le résultat à moyen terme de cette nouvelle tendance…

Je me souviens à ce propos d'une discussion datant des années 1990 avec mon collègue David Dinges, expert en privation de sommeil et conseiller de la Nasa pour les vols spatiaux. Il me faisait remarquer que les astronautes réduisent significativement leur durée de sommeil tout comme l'homme moderne, qui aspire à une vie et des journées plus longues. En riant, il m'avait demandé quelle serait la valorisation boursière de la compagnie pharmaceutique qui inventerait une pilule pour dormir deux heures de moins par nuit. Il me semble que le cours de l'action de ces marques réponde assez bien à cette question…

## Comment nos horloges internes rythment veille et sommeil

On l'a vu, la durée de la veille agit sur la pression homéostasique, qui conditionne la durée et la profondeur du sommeil. Un autre aspect important est la répétition du sommeil paradoxal généralement en fin de cycle. De façon amusante, on a pu constater qu'au cours même de la journée certaines périodes sont plus ou moins propices à l'apparition du sommeil paradoxal (et donc des rêves). Mes patients me disent souvent qu'ils ne rêvent pas, mais en réalité, pour se souvenir de ses rêves, il faut se réveiller au cours du sommeil paradoxal, ce qui n'est pas le cas de tout le monde : une hygiène de sommeil désorganisée peut donc conduire à une architecture de sommeil perturbée.

Le corps humain possède une horloge centrale située à la base du cerveau (dans le noyau suprachiasmatique) et toute une série d'horloges secondaires réparties dans ses organes. Pour simplifier, nous parlerons de l'horloge principale, qui contrôle le rythme de la température, la production des hormones, et bien sûr le rythme veille/sommeil. Cette horloge qui fonctionne sur un rythme circadien (proche de la durée d'un jour, soit 24 heures) est sous l'influence de deux grands facteurs : la lumière et les contacts sociaux, essentiels dans l'hygiène du sommeil. Ainsi, les heures d'endormissement et de réveil sont massivement influencées par ces paramètres, ce qui explique que l'été venu, avec les journées qui s'allongent, on retarde son coucher, surtout après un dîner en terrasse avec des amis ! Si l'on est hyperactif et que l'on profite de la fraîcheur du matin pour faire du sport ou travailler, la lumière peut avancer l'heure du réveil et l'on entraîne ainsi une compression de la durée de sommeil. En d'autres termes, lumière le soir égale coucher tardif, lumière le matin égale lever plus précoce. L'hiver, au contraire, avec la nuit qui tombe plus tôt et le jour qui se lève plus tard, on a tendance à avancer son heure de coucher et à retarder son lever, d'où l'allongement de la durée de sommeil.

Le facteur biologique qui se cache derrière ces modifications d'horaires de lever et de coucher est la production de l'hormone mélatonine par la glande pinéale (située à la base du cerveau). Généralement, la production de mélatonine atteint un pic au tiers de la nuit (vers 1 heure ou 2 heures du matin), qui se voit avancé ou retardé en fonction de son âge (plus on est vieux, plus on devient couche-tôt), de son sexe (les femmes sont plus matinales), voire de ses gènes (le chronotype matin ou soir est surtout lié à l'hérédité).

Il est possible de modifier l'heure de production de la mélatonine par l'exposition à la lumière (ou sa suppression) mais aussi par ses rythmes sociaux, facteurs déterminants de l'hygiène du sommeil. Des chercheurs allemands se sont livrés à des expériences, dans les années 1950, en enfermant dans des bunkers des groupes d'étudiants de différents chronotypes. Sans leader social, le groupe adoptait un rythme de sommeil médian (entre celui du matin et celui du soir), si au contraire un leader se détachait, le groupe se calait sur son rythme[34] !

À défaut de recaler son horloge circadienne et de remettre ainsi en place naturellement sa production de mélatonine, on peut la consommer sous forme de comprimés pour en simuler la production. Cette stratégie est adaptée pour déplacer rapidement ses rythmes circadiens à l'occasion de voyages transméridiens et combattre ainsi le jet-lag.

### *La température corporelle et le tempo veille/sommeil*

Le fonctionnement de notre corps est régi par des horloges qui contrôlent les périodes d'activité des organes. En début de nuit, la température corporelle diminue, la fréquence cardiaque s'abaisse, et la production de substances dites « éveillantes » (comme les catécholamines) est mise en sommeil. Le scientifique américain Thomas Wehr s'est amusé à changer, avec des lunettes réfrigérantes, la température des vaisseaux autour des yeux pour modifier la température centrale du cerveau. Il a ainsi pu montrer que le niveau de température du cerveau est lié au pourcentage de sommeil paradoxal (qui échauffe le cerveau) et que le passage du sommeil lent au sommeil paradoxal est une affaire de thermostat[35].

En clair, si vous êtes un couche-tard, vous avez toutes les chances de rentrer en sommeil paradoxal rapidement. Cela explique aussi les rêves plus fréquents en fin de nuit puisque votre corps commence à se réchauffer pour se réveiller. Au contraire, une température assez basse vous permettra de rentrer en sommeil lent profond, comme c'est souvent le cas en début de nuit. C'est pourquoi il est si important de dormir dans une chambre suffisamment fraîche pour permettre un bon endormissement et un sommeil profond de qualité.

### Les pieds chauds favorisent le sommeil !

Dans le processus d'endormissement, nos pieds et nos mains jouent un rôle. Dans les minutes qui précèdent le sommeil, on observe un afflux de sang dans ces extrémités, ce qui fait chuter brutalement la température sanguine d'un degré (un peu comme le liquide de refroidissement dans le radiateur d'une voiture). Lors d'une expérience devenue célèbre[36], des chercheurs ont mis des chaussettes à des volontaires et montré que ces derniers s'endormaient plus vite quand leurs pieds étaient chauds. Un débat enflammé gagna alors la communauté opposant les pro-chaussettes et les pro-pieds nus hors de la couette !
En réalité, ceux qui ont les pieds qui se vasodilatent facilement (plutôt des hommes) ont besoin de les placer hors de la couette pour les refroidir, alors que ceux dont les pieds se vasodilatent moins (plutôt des femmes) préfèrent porter des chaussettes ou garder leurs pieds sous la couette pour mieux dormir.
Messieurs, si vous rouspétez parce que votre compagne place ses pieds froids contre les vôtres, vous saurez maintenant que c'est pour mieux s'endormir auprès de vous !

### *Le meilleur endormissement repose sur des horaires précis (et pas ceux qu'on croit…)*

Si la température joue un rôle important, l'horaire auquel on se couche est aussi la garantie d'un bon sommeil. S'il faut définitivement oublier la vieille litanie des cycles de sommeil et la pseudo-règle des « trains de sommeil », il n'en demeure pas moins qu'il existe dans le cycle de 24 heures des périodes meilleures pour s'endormir.

Sommeil lent, sommeil paradoxal, alternance veille/sommeil… comment gérer au mieux nos épisodes de veille et de sommeil ? Les facteurs d'environnement jouent beaucoup sur les rythmes veille/sommeil. Le docteur Peretz Lavie, chercheur israélien, mena en 1986 une expérience instructive en testant des fenêtres possibles d'endormissement pour déterminer les périodes optimales d'éveil et de sommeil. Les résultats sont surprenants.

Pensant qu'il pourrait exister des périodes plus ou moins propices à l'endormissement au cours de la journée, le docteur Lavie a testé deux groupes : il a demandé au premier de faire 13 minutes de veille puis 7 minutes de tentative de sommeil, et au deuxième de faire 13 minutes de veille puis 7 minutes de résistance à l'endormissement. Les deux groupes ont commencé l'expérience à 19 heures pour une durée de 24 heures. Pour renforcer son expérience, il a invité d'autres personnes à faire la même chose mais après une nuit de privation de sommeil et sur une période de 36 heures.

À sa grande surprise, le docteur Lavie a constaté que, quelle que soit la durée de veille passée, le meilleur moment pour s'endormir varie assez peu et se trouve en début d'après-midi et en début de nuit. De façon encore plus surprenante, la période « interdite de sommeil » ne se situe pas le matin, comme on aurait pu le penser, mais en fin d'après-midi, entre les deux pics propices à l'endormissement.

Bien sûr, il est toujours possible de faire une sieste à 18 heures en prévision d'une sortie en boîte de nuit, mais cela témoigne probablement d'une grosse privation de sommeil et d'un « sujet du soir » bien marqué. Ce qu'il faut retenir, c'est qu'en dehors des cycles de sommeil, notre rythme chronobiologique favorise des endormissements naturels avant minuit. Une recommandation importante si l'on veut modifier son sommeil avec succès.

## Les autres grands facteurs qui agissent sur notre sommeil

« Les coucous ne font pas des pies », dit-on dans le Sud-Ouest. Autrement dit, les enfants des grands dormeurs sont le plus souvent des adeptes de la grasse matinée à leur tour. On l'a vu, les espèces ont des durées de sommeil variables et le patrimoine génétique y joue un rôle non négligeable. Compte tenu de l'importance physiologique du sommeil pour le cerveau et le corps, il était indispensable que ses caractéristiques puissent être transmissibles d'une génération à l'autre.

Cette transmission porte sur les cycles du sommeil mais aussi sur les rythmes.

*Petit ou gros dormeur, une question d'hérédité ?*

Si surprenant que cela puisse paraître, deux grands types de gènes définissent notre sommeil : ceux qui régulent sa durée et sa profondeur, et ceux qui dirigent le fonctionnement des horloges du sommeil. Des études sur plusieurs milliers de jumeaux homozygotes (possédant le même patrimoine génétique) et hétérozygotes (dits faux jumeaux, avec un patrimoine génétique différent) ont montré que c'est bien le patrimoine génétique humain, en priorité, qui régule la durée du sommeil. Les petits dormeurs ont donc plus de chances d'engendrer de petits dormeurs, et inversement.

Des travaux expérimentaux ont complété ces résultats en établissant que la puissance de l'électroencéphalogramme, à savoir la durée des différents stades de sommeil au cours d'une nuit, était régie par le patrimoine génétique[37]. Enfin, la pression homéostasique dépend de la fixation de l'adénosine, un neurotransmetteur produit par le cerveau, sur des récepteurs spécifiques présents dans le cerveau. Le nombre de ces récepteurs est déterminé par les gènes ADORA, qui contrôlent l'effet de l'adénosine, et varie beaucoup en fonction du patrimoine génétique (on verra que cela a un rôle important pour expliquer l'effet du café).

L'autre typologie génétique, la plus connue, est celle des rythmes de lever et de coucher ou encore des « sujets du soir » et des « sujets du matin ». Ces deux catégories de dormeurs sont les deux extrêmes, encore appelés lève-tôt et couche-tard. Bien sûr, il existe une catégorie intermédiaire qui représente 50 % de la population, mais comme toujours, on a tendance à se focaliser sur les extrêmes ! Ces trois catégories de dormeurs se différencient en premier lieu par leur horaire de lever et de coucher et l'heure de leur pic de production de mélatonine. À cela s'ajoutent tout un tas de traits physiologiques et sociaux qui parfois provoquent des problèmes de santé.

Les lève-tôt ont tendance à dormir plus que ceux du soir, à consommer moins de caféine et à être plus éveillés. Les noctambules sont souvent dits « à problèmes », avec un risque de dépression ou d'accidents plus important ; ils ont plus facilement tendance à décaler leurs horaires de coucher vers la nuit et sont donc plus sensibles aux effets de la lumière des écrans ou aux stimulations sociales. Comme par hasard, quand on est jeune, on est plutôt « du soir » et en vieillissant on devient « du matin ». Un raccourci facile serait de dire que la sagesse consiste à avancer son horloge interne, personnellement je préfère dire que le diable a tendance à se coucher tard !

Tous ces traits génétiques sont bien sûr influençables par l'hygiène du sommeil et les contacts sociaux mais ils représentent une solide base pour savoir à quelle catégorie de dormeurs vous appartenez.

**L'impact des réseaux sociaux sur notre sommeil**

Si nous avons traité le problème des écrans et du sommeil par l'usage de filtres à lumière bleue qui réduisent l'impact des stimuli lumineux, un élément important réside également dans le contenu de l'activité intellectuelle liée à l'usage de nos écrans. Une grande question scientifique demeure : l'effet néfaste de l'usage d'écrans la nuit est-il lié à la lumière bleue qui est connue pour induire un retard de production de mélatonine ou est-ce l'activation intellectuelle qui provoque des insomnies ?
Deux chercheurs anglais[38] ont comparé l'effet des filtres à lumière bleue sur la qualité du sommeil chez trente jeunes volontaires (de 18 à 23 ans) qui consultaient la nuit leur propre compte Facebook ou un compte anonyme. Dans la situation « Facebook personnel », un engagement affectif était élevé et la réaction d'éveil était optimale ; dans la situation « Facebook anonyme », le choix des pages présentées visait à réduire la stimulation intellectuelle. Les chercheurs se sont ensuite amusés à mettre et supprimer le filtre bleu. En « Facebook anonyme », le filtre à lumière bleue fit son effet avec une amélioration significative de la qualité du sommeil ; à l'inverse, en « Facebook personnel », l'usage du filtre

bleu se révéla sans aucun effet ! Cela prouve bien que l'entraînement social est plus fort que l'effet purement chronobiologique lié à l'usage des écrans…

*Sommeil des femmes et des hommes : une question de perception*

S'il existe de nombreux points sur lesquels les hommes et les femmes diffèrent, le sommeil, étonnamment, est un terrain d'entente plutôt bien partagé : la durée du sommeil, ses stades, voire les besoins de sommeil sont globalement identiques. La seule différence notable repose sur le rythme chronobiologique entre les hommes et les femmes, avec une préférence plus marquée sur les rythmes du soir pour les hommes en particulier avant 40 ans[39].

Ce qui différencie particulièrement les deux sexes sur la question, c'est leur perception du sommeil. Au cours de grandes enquêtes épidémiologiques sur des milliers de personnes, on a demandé à des hommes et des femmes de définir sur plusieurs nuits la durée estimée de leur sommeil avant de les comparer à la durée réelle de leur sommeil confirmée par des enregistrements EEG. On constate qu'un nombre élevé de femmes se plaignent de difficultés plus ou moins sévères d'insomnie alors que nombre d'entre elles dorment mais ne perçoivent pas leur sommeil. Cette notion de ne pas « percevoir » son sommeil, contrairement au fait objectif de ne pas dormir, est un point majeur pour expliquer et surtout résoudre l'insomnie.

Si elles n'ont pas toutes été vérifiées scientifiquement, plusieurs hypothèses ont été évoquées pour expliquer le sommeil plus léger des femmes. L'une d'entre elles repose sur la nécessité physiologique de mieux entendre les pleurs des enfants la nuit, voire de potentiels agresseurs ; une autre repose sur la vulnérabilité des femmes vis-à-vis des troubles de l'humeur et sur les éveils émotionnels associés. Les événements externes seraient plus à même de créer une fragilité nocturne de la perception du sommeil. On évoquera plus largement les liens entre l'anxiété, la dépression et l'insomnie, mais il faut retenir que les femmes sont malheureusement assez sensibles, en particulier dans leur jeune âge, à ce type de pathologies.

En contrepartie, les hommes sont beaucoup plus touchés par les troubles respiratoires pendant le sommeil. Près de 60 % des hommes ronflent après 40 ans sans que cela témoigne forcément d'une maladie comme le syndrome d'apnées obstructives du sommeil (SAOS). Néanmoins, l'épidémie d'obésité a tendance à augmenter ces risques car les dépôts de graisse au niveau du cou, chez les obèses, favorisent la possibilité d'obstruction des voies aériennes supérieures.

Les femmes jeunes, elles, ont la chance d'avoir des hormones protectrices vis-à-vis du ronflement, mais, passé la ménopause, le taux de testostérone augmente et favorise la densification de la masse musculaire au niveau des voies aériennes, ce qui peut provoquer un ronflement, voire des apnées…

### De l'intérêt de la différence d'âge au sein du couple

Les chercheurs ont utilisé des essais en laboratoire puis de grandes enquêtes pour étudier l'effet du sexe sur les rythmes de veille/sommeil. Les Américains[40] ont montré que le cycle journalier du sommeil est supérieur à 24 heures et que celui des femmes serait plus court que celui des hommes et donc, qu'elles se couchaient mécaniquement plus tôt. Des chercheurs allemands[41] ont évalué quant à eux à large échelle les rythmes circadiens des hommes et des femmes en fonction de nombreux paramètres parmi lesquels l'âge. Après avoir fait remplir un questionnaire à plus de 55 000 personnes, ils ont pu démontrer que les hommes matures ont un rythme de coucher et de lever plus proche de celui des femmes plus jeunes qu'eux. En substance, une hypothèse pour la recomposition de couple hommes matures/femmes jeunes pourrait reposer sur un meilleur ajustement des rythmes, ce qui correspondrait à des activités sociales, en particulier le soir, mieux partagées. Il est probable que d'autres facteurs entrent en ligne de compte dans l'équation mais sachez, mesdames, que vos compagnons sont généralement davantage des couche-tard que vous.

### *Le besoin de sommeil change au fil de la vie*

Dans les premiers mois suivant la naissance, le cerveau est en pleine croissance et les systèmes de régulation veille/sommeil se mettent en place. On observe d'abord chez les bébés une durée de sommeil assez longue (supérieure à douze heures) et surtout un sommeil, dit polyphasique, découpé en trois ou quatre périodes sur 24 heures (d'où les insomnies des parents !). Rapidement, au cours de la première année, la durée se réduit et les horloges se mettent en place pour obtenir un tempo de sommeil plus régulier. Le sommeil nocturne devient de plus en plus robuste, avec une grande part de sommeil lent profond, ce qui permet, après seulement quelques années, la mise en place d'un seul épisode de sommeil par cycle de 24 heures d'une durée allant de huit à dix heures. Ces besoins se maintiennent à neuf ou dix heures au cours de l'adolescence. Ce qui entraîne, pour un pourcentage important d'adolescents, une sérieuse dette de sommeil, compte tenu de leurs besoins de sommeil plus importants et d'un quota de sommeil proche de celui des adultes

À l'âge adulte, les besoins sont stables et se situent entre sept et neuf heures de sommeil. Un tiers des sujets sont du matin, un tiers du soir, et les autres se trouvent dans un profil intermédiaire. Pour cette tranche d'âge (25-55 ans), on recommande de ne pas dormir moins de sept heures par nuit sept jours par semaine, soit quarante-neuf heures hebdomadaires.

En vieillissant, la modification du sommeil n'est pas une fatalité, mais plutôt une adaptation de notre physiologie. Le premier mécanisme important à connaître est la baisse de la pression homéostasique : on a tendance à mieux supporter la veille prolongée mais on a un sommeil nocturne plus léger, c'est ce qui explique l'augmentation des périodes d'éveil nocturne et la réduction globale de la durée de sommeil. Un nombre important de personnes âgées s'adaptent parfaitement à ce phénomène et s'y habituent, mais certains, au contraire, considèrent que c'est une maladie. Que nenni ! Une bonne hygiène de sommeil suffit à régler une majorité de problèmes à condition de comprendre qu'on n'a plus 20 ans et que les performances (comme la condition physique) ne sont plus les mêmes.

Regardons plutôt le bon côté des choses : contrairement à ce que l'on pourrait penser, une personne âgée résiste beaucoup mieux au manque de sommeil. Plusieurs études ont comparé la perception de la somnolence avec les performances à des tests de rapidité : si, au repos, les jeunes écrasent les performances de leurs aînés (autour de la cinquantaine), après 24 heures de veille, les deux groupes se retrouvent à égalité, un peu comme si l'on rejouait la fable du lièvre et de la tortue…

Un autre phénomène important et dont nous avons parlé plus tôt pour comparer le sommeil des hommes à celui des femmes est celui d'avance de phase, c'est-à-dire le fait de vouloir se coucher et se lever plus tôt. Adolescent, on préfère vivre la nuit et les levers matinaux deviennent des cauchemars quotidiens, puis, plus on vieillit, plus on se lève chaque jour un peu plus tôt : il faut bien avouer qu'on croise peu de night-clubbers de plus de 65 ans. En dehors des impératifs sociaux (les enfants qui vous réveillent ou un trajet d'une heure pour rejoindre son lieu de travail), les horloges biologiques avancent d'elles-mêmes leur rythme pour anticiper le coucher comme le lever. Ce phénomène pousse les personnes âgées à se coucher plus tôt et, comme la pression de sommeil est plus faible, elles sont confrontées généralement à un éveil précoce vers 23 heures qui les incite à consommer des hypnotiques. L'horaire du lever est lui aussi avancé – ce qui pose moins de problèmes car une part importante des personnes âgées restent au lit une à deux heures avant de se lever.

Sachant cela, en vieillissant, il faut donc essayer de maintenir un coucher le plus proche de l'âge adulte (aux alentours de 22-23 heures) pour conserver une durée de temps passé au lit assez courte puisque que de toute façon votre corps se réveillera spontanément assez tôt le matin. La durée moyenne de sommeil, passé 65 ans, est de 6 heures et demie environ, et il n'est pas rare, à cet âge-là, de devoir accepter une heure de veille pendant le sommeil. Dans ces conditions, il est crucial de développer des stratégies alternatives pour compenser l'effet du vieillissement – il en sera question dans le chapitre consacré à l'hygiène de sommeil.

Dans le meilleur des mondes, tout le monde dort du sommeil du juste, mais il arrive que le sommeil nous fasse des misères ; nous allons maintenant vous aider à déterminer quel dormeur vous êtes.

## CHAPITRE 4

# Quel dormeur êtes-vous ?

Pour découvrir à quelle catégorie de dormeurs vous appartenez, nous allons procéder à un diagnostic en commençant par la plainte la plus répandue, à savoir « je ne dors pas assez », ou plus précisément « je n'arrive pas à dormir comme je le voudrais ».

### Je ne dors pas assez

En éliminant d'entrée de jeu les insomnies liées à une dépression, un trouble anxieux caractérisé ou d'autres maladies dont l'insomnie est une conséquence, on peut s'intéresser à l'insomnie comme maladie à part entière.

En préambule, il faut se souvenir qu'à l'âge adulte il existe 5 % de veille nocturne pendant le sommeil. À la lecture d'un hypnogramme (qui résume les différents cycles de sommeil au cours de la nuit), on constate souvent que le passage du sommeil lent au sommeil paradoxal est ponctué de micro-réveils (de 15 secondes à 1 ou 2 minutes). La majorité des bons dormeurs n'en ont pas conscience, pensant qu'ils ne se réveillent pas la nuit ; pourtant, c'est faux. Le sommeil possède un pouvoir amnésiant qui entraîne, en changeant d'état de conscience (passage de la veille au sommeil), un effet « ardoise magique » et permet d'oublier ce qui s'est passé dans les secondes précédant l'endormissement. Schématiquement, nous passons 5 % de la nuit réveillés sans nous en rendre compte. La perception de la durée du sommeil ne reflète tout simplement pas exactement la réalité : cette notion est absolument fondamentale pour comprendre certains types d'insomnie.

### Les bons dormeurs surestiment leur temps de sommeil[42]

Célyne Bastien, spécialiste canadienne de l'insomnie, a développé une ligne originale de recherche qui consiste à comparer l'estimation subjective de la durée du sommeil à la durée réelle enregistrée par polysomnographie – un examen complet du sommeil –, pour analyser les troubles du sommeil des insomniaques. Son idée, pour expliquer l'insomnie chez des malades dont l'architecture et la durée de veille n'est pas perturbée, était une surestimation probable de ces personnes sur leur durée d'endormissement et leur durée de veille intra-sommeil. Elle enregistra 28 « insomniaques paradoxaux » et un autre groupe de 30 sujets sains afin de tester leur estimation

de sommeil. Ces insomniaques paradoxaux se plaignent d'endormissement difficile ou d'éveil nocturne mais ils dorment néanmoins plus de 6 heures et demie par nuit ; les autres, quant à eux, se définissent « sans plainte de sommeil ».
Si une partie des insomniaques sous-estimaient leur durée de sommeil de presque 2 heures sur une nuit de 6 heures et demie, Célyne Bastien découvrit de façon surprenante que les autres volontaires avaient tendance à surestimer la durée réelle de leur sommeil : ils dormaient un peu moins de 7 heures et pensaient dormir 7 heures et demie.
La porte du bon sommeil passe donc par l'oubli de l'éveil nocturne, un peu comme les gens optimistes effacent les petits soucis quotidiens pour ne garder en mémoire que les événements positifs de leur journée. Ce constat a fait dire aux spécialistes du sommeil que le mécanisme d'action de certains hypnotiques comme les benzodiazépines (qui entraînent souvent des pertes de mémoire) reposerait davantage sur une amnésie des épisodes de veille nocturne que sur un approfondissement réel du sommeil.

Les plaintes insomniaques augmentent avec l'âge et plus on vieillit, plus le pourcentage de veille augmente alors que le sommeil lent profond diminue. Imaginez une bouteille remplie de 100 % de vin au début de la vie qu'on viderait progressivement en complétant le vin par de l'eau ; au fil de la vie, même si la bouteille reste relativement pleine, le breuvage perd en goût. Selon cette analogie, on se dirige en vieillissant vers un sommeil de plus en plus léger. Deux cas de figure s'opposent alors chez les dormeurs âgés. Il y a ceux que cette veille nocturne ne perturbe pas et qui vont se lever pour aller aux toilettes, par exemple, avant de se recoucher et de retrouver un sommeil de bébé. Et les autres, obsédés à l'idée de ne pas retrouver le sommeil, qui s'obstinent à rester au lit pour conserver quelques précieuses minutes de repos qu'ils auront tôt fait d'oublier au petit matin.

Cette crainte qui peut survenir à tout âge est le moteur du début d'une insomnie chronique. L'un des traitements pour y remédier repose sur son déconditionnement.

### *Les différentes formes de l'insomnie*

Beaucoup de patients qui me sont envoyés par leur médecin traitant pour « plaintes de sommeil » me disent : « Je ne suis pas insomniaque, je m'endors facilement ! Mon problème c'est que je me réveille en pleine nuit ou, pire, je me réveille trop tôt et je n'arrive pas à me rendormir. » Cela fait bien d'eux des insomniaques au sens médical du terme, mais il est nécessaire d'y ajouter des éléments complémentaires quant à l'intensité du problème.

Dans les années 1980, un groupe de psychiatres américains décida de concevoir un *Manuel diagnostique et statistique des troubles mentaux* (DSM) qui a fait depuis beaucoup de bruit. L'objectif était de classer les troubles mentaux selon des ensembles de symptômes retrouvés chez les patients – pas forcément comme des maladies de type névroses si chères à nos amis freudiens. Ils se mirent d'accord pour donner un nom à des catégories de patients présentant la même liste de symptômes sur une échelle de temps bien définie. Ce n'est pas complètement un hasard si les troubles du sommeil (et parmi eux le syndrome d'apnées obstructives du sommeil) se retrouvèrent à côté de la schizophrénie ou des troubles obsessionnels compulsifs…

Aujourd'hui, nos amis américains en sont à la cinquième version du DSM et ils considèrent que pour faire partie du club (pas si fermé) des insomniaques il faut présenter isolément ou ensemble les éléments suivants :

– souffrir du manque de sommeil au moins trois nuits par semaine depuis au moins trois mois ;

– connaître des difficultés d'endormissement et des réveils nocturnes ;

– souffrir de réveils précoces sans pouvoir se rendormir.

Tout cela entraînant (et c'est peut-être le point le plus important) des répercussions diurnes.

On voit bien dans la définition retenue que l'insomnie peut prendre des formes variables et que certaines personnes qui se réveillent épisodiquement la nuit sans se plaindre sont considérés comme « non insomniaques ». Tracer la ligne entre un malade et un sujet sain est donc difficile, et le meilleur marqueur est le ressenti quotidien de l'insomnie. Ces découvertes ont eu un rôle majeur dans la définition de l'insomnie et de ses conséquences[43].

Si on enregistre au hasard des milliers de volontaires comme dans les cohortes épidémiologiques européennes ou américaines[44], on constate que les durées d'endormissement et les éveils intra-nocturnes sont nombreux et ne débouchent pas forcément sur des problèmes, surtout si leur fréquence n'est pas régulière. Un peu comme la faim, l'appétence au sommeil varie beaucoup au cours d'un seul mois : rien de plus normal.

De nombreux dormeurs se réveillent souvent la nuit sans pour autant se plaindre de quoi que ce soit. Pour rappel, après 65 ans, une heure de veille intra-sommeil (entre le moment où vous vous endormez et le moment où vous vous réveillez et sortez du lit) est strictement normale. Vouloir supprimer ces épisodes d'éveil sous prétexte qu'à 20 ans on dormait d'une traite consisterait à aller consulter son généraliste pour recevoir des anabolisants afin de courir 100 mètres comme à 20 ans. Insensé ! La clé d'un sommeil réparé, c'est de se donner la possibilité de prendre de la distance avec ces réveils nocturnes. Dans la mesure du possible, bien entendu.

### *L'insomnie objective, un risque réel sur la santé ?*

La fréquence des plaintes hebdomadaires et leur durée dans l'année sont un élément clé pour juger de la sévérité de l'insomnie. En d'autres termes, se réveiller une ou deux fois par semaine sur un mois ne fait pas de vous un insomniaque. Apprenez à relativiser vos éveils nocturnes et à évaluer votre sommeil sur des périodes suffisamment longues pour ne pas vous laisser abuser par des variations quotidiennes qui n'ont aucune gravité.

Pour se faire une idée plus précise de l'importance des fluctuations du sommeil dans le temps, les cliniciens ont enregistré le sommeil des malades sur de longues durées grâce à un petit objet semblable à une montre, l'actimètre, qui mesure les mouvements, reflet assez exact de l'activité nocturne et donc de la durée de veille. En complétant ces données par des enregistrements polysomnographiques, on a pu classer les insomnies en deux catégories majeures : l'insomnie subjective (« je dors mais je ne m'en aperçois pas ») et l'insomnie objective : une absence réelle de sommeil mesurée par de longs épisodes (plusieurs heures) de veille intra-nocturne.

Cette différence est absolument fondamentale. En effet, plusieurs études ont prouvé les conséquences du manque réel de sommeil sur la santé des insomniaques. Des enquêtes ont montré que souffrir d'insomnie objective empêche de diminuer sa fréquence cardiaque et sa pression artérielle au cours de la nuit. C'est pourquoi les insomniaques ont deux fois et demie plus de risques de présenter une hypertension artérielle résistante aux traitements que les malades hypertendus ne souffrant pas d'insomnie[45]. Une autre étude a confirmé qu'en persistant à présenter une insomnie objective après un ou plusieurs épisodes dépressifs, le risque de rechute est plus élevé que si on ne souffre pas d'insomnie[46]. La gravité de l'insomnie objective nous encourage donc, dans les centres de sommeil, à utiliser de plus en plus souvent l'actimétrie pour évaluer nos insomniaques.

Pour vous aider à savoir quel type de dormeur vous êtes, nous allons maintenant évoquer des profils types d'insomniaques dans lesquels vous vous retrouverez sûrement.

### *L'insomnie suricate ou comment trop d'éveil tue le sommeil*

Les suricates sont de petits mammifères africains qui se dressent sur leurs pattes arrière afin de surveiller l'arrivée d'un éventuel danger pour leur tribu. À l'image de ces petits animaux, peut-être êtes-vous un de ces dormeurs qui développent un hyperéveil qui, à la longue, entraîne un mauvais sommeil.

Physiologiquement, on réagit à des stimuli extérieurs en fonction de la profondeur du sommeil. On s'est tous amusés à caresser le nez de son chien (ou de son conjoint !) endormi et à observer un geste ou une réaction pour balayer l'élément perturbateur d'une patte ou de la main. Cette réponse aux stimuli extérieurs s'affaiblit à mesure que le sommeil devient plus profond. En sommeil lent profond et en sommeil paradoxal, le stimulus nécessaire pour réveiller le dormeur pourra atteindre des niveaux élevés (certains noctambules sont capables de s'endormir au beau milieu d'une boîte de nuit, et les militaires savent le faire dans des hélicoptères de combat…).

Certains dormeurs sont hypersensibles aux stimuli externes. On dit souvent qu'ils ne dorment que d'un œil. Si c'est un avantage pour ceux qui sont gardiens de nuit, cela peut devenir un handicap, en particulier si cette hypersensibilité est associée à une mauvaise hygiène de sommeil (dormir dans un environnement bruyant, par exemple). Cette capacité d'éveil innée peut également être acquise. L'exemple typique du dormeur suricate, c'est qu'il sera réveillé par des bruits que son conjoint négligera systématiquement dans son sommeil. Un nombre important de femmes se conditionnent ainsi à des réveils nocturnes pour s'occuper de leur enfant en bas âge et conservent, lorsque ce dernier est devenu grand, un trouble du sommeil marqué. Il existe donc un mécanisme acquis dans le sommeil suricate et c'est la répétition du stimulus qui entraîne l'installation du trouble.

Ce modèle d'insomnie existe aussi dans une certaine mesure chez les travailleurs postés qui, à force de varier leurs rythmes veille/sommeil, développent une légèreté pathologique du sommeil qui les prive d'une profondeur de sommeil compatible avec leurs attentes. Les médias sont nombreux à recommander actuellement la relaxation pour traiter le stress et les troubles du sommeil, mais il est intéressant de constater que, chez ces dormeurs, l'anxiété n'est pas le problème et les techniques de relaxation ont un effet thérapeutique limité.

De façon paradoxale, l'hygiène de sommeil est rarement abordée pour répondre à la question des plaintes d'éveils nocturnes. Elle joue pourtant un rôle majeur pour limiter le risque de conditionnement.

Je reçois souvent des hommes envoyés par leurs épouses qui se plaignent de ne plus pouvoir dormir à cause du ronflement de leur conjoint. En leur conseillant de faire chambre à part, on permet à ces épouses de retrouver un sommeil naturel, sans forcément prescrire un hypnotique. Si cela semble évident, c'est malheureusement assez peu pratiqué. Nous verrons qu'en approfondissant le sommeil on peut déconditionner ces comportements d'hyperéveil.

**À la maternité, les jeunes mamans apprennent à ne se réveiller qu'au cri de leur propre bébé**

David Formby, du département de pédiatrie de l'hôpital de Sheffield à Londres, s'est livré à une expérience intéressante[47] pour évaluer la capacité qu'ont les mamans à reconnaître la voix de leur bébé dans les jours suivant l'accouchement, d'abord lors de la veille puis au cours de leur sommeil. Les enregistrements au magnétophone de 31 nouveau-nés ont été diffusés à leurs mères respectives en séries de séquences de cinq cris. Dans les premières 48 heures après l'accouchement, 12 des 23 mères ont reconnu les pleurs de leur bébé. Après 48 heures, elles ont toutes reconnu l'appel de leur nouveau-né. Puis, David Formby s'est intéressé à la reconnaissance des cris au cours du sommeil des mamans.

À un second groupe de 10 mères dormant dans un dortoir de la maternité, on a demandé si les pleurs des bébés les avaient réveillées pendant trois nuits successives à différentes périodes après l'accouchement. De la première à la troisième nuit comprise, sur un total de 26 épisodes de réveil, 15 l'étaient par leur propre bébé, mais par la suite, sur un total de 23 réveils, 22 l'étaient par leur propre bébé.
Ce mécanisme naturel témoigne de la capacité d'apprentissage des mamans durant leur sommeil à provoquer des éveils pour des stimuli donnés (les cris de leur enfant). Si ce mécanisme s'estompe naturellement avec le temps, certaines mamans gardent cet hyperéveil et développent une insomnie postaccouchement qui pourra être traitée grâce au rôle majeur du déconditionnement.

### *L'insomnie anxieuse ou la peur de ne plus pouvoir dormir*

L'un des problèmes majeurs de l'insomnie n'est pas tant de rester éveillé – un phénomène assez courant dans la population générale – mais plutôt l'anxiété qui s'installe à l'idée de ne pas pouvoir dormir. L'humain est un animal qui construit sa vie sur la cognition (l'interprétation des perceptions par le cerveau) et une part importante des maladies mentales repose sur des perceptions erronées apprises à partir de comportements inadaptés. Rester au lit à « attendre le sommeil », par exemple, est une erreur classique des insomniaques car ce comportement augmente significativement les plaintes et l'anxiété associée. Imaginez-vous en train d'attendre une nouvelle petite amie dans un parc avec un bouquet de fleurs et que cette dernière ne vienne pas. Mieux vaut se laisser enfermer dans le parc en tête à tête avec le bouquet toute la nuit ou l'offrir plutôt à une inconnue qui passe et aller voir un bon film au cinéma ? Une de perdue, dix de retrouvées… ça fonctionne aussi pour le sommeil.

Comme pour l'insomnie suricate, l'insomnie anxieuse est liée à un éveil nocturne excessif perçu comme anormal qui finit par déclencher une réponse comportementale ou cognitive erronée : l'anxiété. C'est la répétition des éveils nuit après nuit qui construit le risque.

Si le mécanisme de construction de l'anxiété dans l'insomnie est bien connu – on parle d'anxiété « anticipatoire » au fil de la répétition des insomnies nuit après nuit –, il faut savoir relativiser et s'auto-analyser, car l'évolution de notre société a tendance à promouvoir l'anxiété. De la crise des gilets jaunes à la montée en puissance de l'intelligence artificielle qui va faire disparaître des centaines de métiers (mais aussi heureusement en créer de nouveaux) en passant par le combat économique entre les superpuissances, nous ne vivons pas exactement dans un monde prévisible où l'avenir promet de se dérouler en toute sérénité.

La crise du Covid-19 a plongé le monde entier dans un confinement qui a augmenté l'anxiété et le stress de nombreux concitoyens. Cet état est fort heureusement passager et on peut espérer un retour à la normale pour beaucoup une fois le virus disparu et l'anxiété sociale effacée. Dans un tel contexte, il semble impératif de bien différencier l'anxiété « maladie » de l'anxiété « anticipatoire » liée à un mauvais sommeil.

Je demande souvent à mes patients : « Si je pouvais faire disparaître d'un coup de baguette magique vos problèmes de sommeil, comment évoluerait votre anxiété ? » Si le malade me répond que son anxiété disparaîtrait immédiatement, je suis sur la bonne voie. Si au contraire il me dit qu'il vivrait mieux ses nuits mais serait toujours anxieux, je préfère lui proposer de s'adresser à un confrère psychiatre.

**Est-ce l'anxiété qui m'empêche de dormir ou l'insomnie qui me rend anxieux ?**

Cette question, à l'image de celle de l'œuf et de la poule, est cruciale quand l'insomnie commence à devenir « douloureuse ». Souvent, au début de la maladie, on se réveille la nuit sans y prêter attention, et plus le temps passe, plus on est préoccupé par la nuit suivante. Ce mécanisme d'anxiété anticipatoire, qui touche un nombre important d'insomniaques, entraîne un dérèglement du fonctionnement quotidien ainsi qu'une forte fatigue.

Si vous souffrez d'insomnies, vous pensez sans doute que votre sommeil est tout le temps mauvais, pourtant c'est faux. Dans la plupart des cas, vous arrivez toujours à trouver, ne serait-ce qu'une nuit par mois, une augmentation significative de la qualité et de la durée de votre sommeil. En vous interrogeant avec plus d'attention, vous verrez que, sans raison apparente, votre sommeil s'améliore parfois de lui-même. Si vous constatez un effet positif majeur le lendemain de ces bonnes nuits de sommeil sur votre niveau d'anxiété et la fatigue associée, alors je vais pouvoir faire quelque chose pour vous ! En revanche, si vous souffrez d'anxiété quotidienne sur des périodes prolongées et que vous êtes réveillé la nuit par des bouffées anxieuses, alerte rouge : il faut consulter pour un trouble anxieux généralisé ou une dépression masquée.

Tout est question du premier symptôme : les personnes anxieuses connaissent souvent des nuits normales alors que les insomniaques ne souffrent généralement pas d'anxiété mais dorment mal la majorité des nuits. À vous de savoir ce qui vous handicape le plus.

*L'insomnie déprimée : à force de ne pas dormir, je suis au bout du rouleau*

Certains insomniaques perdent d'abord le sommeil avant d'être déprimés : ils consultent en pensant qu'améliorer leur sommeil arrangera leur humeur… C'est une fausse bonne idée. En effet, on sait désormais que les troubles de l'humeur (la dépression) sont profondément liés au rythme chronobiologique et que l'insomnie est le premier symptôme – et non la cause – de la dépression[48].

Dans le même ordre d'idées, on sait que même sans traitement, nombre de patients déprimés ont tendance à retrouver le moral avec le temps. C'est la conséquence « positive » du caractère cyclique des troubles de l'humeur : sans traitement, les épisodes dépressifs régressent naturellement. Mais attention, dans 50 % des cas on note une rechute dans les deux ans, ce qui motive à être très attentif au suivi de ces maladies.

Dans des cas extrêmes comme celui des troubles bipolaires, une forme sévère de dépression, le patient vit des phases dépressives qui peuvent parfois être suivies d'accès maniaques combinés à une hyperactivité. Dans ce cas précis, l'insomnie n'est pas la maladie mais un symptôme précurseur. La prise en charge du sommeil ne traitera pas la cause du mal et le patient devra être « antidéprimé » à l'aide de médicaments ou d'une psychothérapie spécialisée (thérapie cognitivo-comportementale). On traite ces malades avec des médicaments que l'on appelle thymo-régulateurs, ce qui veut bien dire que l'humeur a besoin d'être ramenée à une valeur proche de la normale.

Si vous perdez le sommeil à la suite d'un stress professionnel ou d'une rupture amoureuse, vous connaîtrez une période assez confuse où coexisteront tristesse et insomnie. Dans ce cas, il faut essayer de juger à quel point la dépression est sévère : un insomniaque ne modifie pas facilement son poids ni sa capacité à interagir socialement, mais, si la perte de sommeil s'associe à une perte de poids et à une incapacité à prendre du plaisir pour effectuer des choses simples – regarder un film ou lire un bon livre, par exemple –, il faut se préoccuper d'un trouble dépressif.

Pour information, l'échec et l'abandon sont de grandes causes de dépression, mais de nouvelles recherches montrent des liens majeurs entre certaines maladies organiques (cancer, accident vasculaire cérébral, syndrome d'apnées du sommeil) et les troubles de l'humeur. On a longtemps pensé que cela était lié au stress psychique causé par la maladie (« j'ai un cancer, je suis foutu… »), pourtant la relation reposerait plutôt sur un mécanisme inflammatoire central (touchant le cerveau) qui expliquerait ces comorbidités*.

---

* Les comorbidités sont des maladies associées à la pathologie principale et sur lesquelles le traitement peut influer. Dans le cas de l'obésité, par exemple, l'une des comorbidités connues est le diabète : en perdant du poids, on améliore son diabète.

**Anxiété et sommeil sous haute surveillance**

S'il existe des liens entre l'anxiété générée par la peur de ne pas dormir et l'insomnie en propre, il faut garder à l'esprit que le trouble anxieux généralisé est une des pathologies les plus fréquentes (presque 20 %) dans nos sociétés. On ne va pas se lancer ici dans les différentes formes de traitement des troubles anxieux, mais il est bon de redire que, malgré une vie stressante, il est mauvais de vivre dans un état d'anxiété élevée.

Le sommeil est un bon marqueur de l'anxiété, mais surveillez aussi votre poids (prise ou perte), votre niveau de fatigue, et l'apparition (ou non) de votre anxiété alors que tout va bien et que vous n'avez aucune raison de vous faire du souci. Pendant le week-end ou en vacances, alors que vous avez coupé tout lien avec le travail, si vous ressentez des montées anxieuses sans raison, il y a un phénomène préoccupant en cours. Si l'organisation d'événements plaisants – un bon ciné, un repas entre amis ou une expo – n'arrive pas à vous vider l'esprit, là aussi, attention à surveiller l'évolution des choses : cette fatigue qui vous accable n'est sans doute pas que liée à votre sommeil. À l'inverse, si la méditation de type pleine conscience ou la relaxation produisent un effet positif sur votre santé et votre fatigue, vous tenez sans doute la réponse à vos ennuis de santé. Sachez aussi que le traitement de l'anxiété passe par l'extinction des bouffées anxieuses, un peu comme pour éviter qu'un incendie reprenne à partir de flammèches. Il faut souvent pour cela prendre pendant plusieurs mois des médicaments, même si vous ne souffrez plus de crises. Des psychothérapies peuvent compléter le traitement afin de garantir l'efficacité à long terme.

À titre individuel, certains de mes malades disent bien dormir en prenant une aspirine le soir, qui est un puissant anti-inflammatoire ; il n'existe pas de publications sur ce thème, mais des travaux récents ont montré en revanche un effet anti-inflammatoire de la mélatonine[49], ce qui est à rapprocher de l'efficacité de cette molécule pour traiter l'insomnie de certains patients[50]. On reviendra plus tard sur les bienfaits de l'activité physique sur le sommeil, mais il faut se souvenir que le sport à fréquence régulière réduit massivement l'inflammation chronique. Même si courir comme une brute à la tombée de la nuit pour trouver le sommeil est une mauvaise idée…

*Winter is coming… et l'insomnie avec*

On sait que l'hiver est souvent une période professionnelle compliquée avec une surcharge de travail importante et un surcroît de stress. Le docteur

Sandman et ses collègues – probablement fans de la série *Game of Thrones* pour avoir intitulé leur article scientifique « Winter is coming : nightmares and sleep problems during seasonal affective disorder* » – rapportent une étude intéressante[51] sur 4 905 Finlandais âgés de 24 à 75 ans vivant entre les latitudes 60 et 66 degrés nord (soit pour certains assez près du pôle).

En premier lieu, l'étude confirme le lien entre hiver, plaintes insomniaques et cauchemars : il existe bien une certaine forme d'insomnie et de dépression « saison-dépendante ». Un autre aspect de l'étude concerne le rôle de la latitude dans l'apparition des troubles du sommeil et de la dépression : historiquement, on attribue les dépressions saisonnières à un manque de lumière, ce qui expliquerait le risque hivernal et sa surexposition dans les pays scandinaves. Enfin, les auteurs se sont intéressés au lieu de vie des personnes étudiées : classiquement, il est aussi admis que vivre en ville est un facteur de risque pour la dépression[52].

Les résultats de l'étude sont édifiants car ils confirment un risque d'insomnie lié à une dépression en période hivernale mais qui n'est pas directement liée à la latitude du lieu de vie. Dans une certaine mesure, on peut rapporter ces résultats à d'autres pays européens comme la France : il faut donc rester attentif à son humeur en hiver. Enfin, les résultats de cette étude montrent aussi que vivre en centre-ville a tendance à

* « L'hiver arrive : cauchemars et troubles du sommeil de la dépression saisonnière. »

nous convertir en « sujets du soir », ce qui favorise le risque de dépression.

Si la privation de sommeil est une méthode admise dans le traitement de la dépression, je ne recommande pas pour autant de voir ou revoir toutes les saisons de *Game of Thrones* sous la couette au milieu de la nuit au retour de l'hiver…

## Je dors trop

Si un facteur explique particulièrement bien la fatigue de nos concitoyens, c'est la somnolence régulière, fléau des sociétés modernes qui touche des millions de dormeurs. Lorsqu'on évalue la somnolence dans des situations de la vie courante (vous êtes en train de lire ou de regarder la télévision, vous êtes au volant, voire en pleine discussion avec quelqu'un), on constate que 21 % de la population présente une somnolence anormale et 3 % une somnolence très sévère[53]. De nombreuses personnes somnolentes souffrent de maladies organiques comme le syndrome d'apnées du sommeil, mais beaucoup manquent chroniquement de sommeil à cause d'une mauvaise hygiène de vie. Nous traiterons les problèmes d'hygiène de sommeil spécifiquement dans le chapitre dédié mais nous allons ici essayer de mieux comprendre l'origine de cette somnolence si souvent confondue avec la fatigue.

### *Le ronflement et les apnées du sommeil*

La cause médicale la plus fréquente d'une fatigue excessive liée à un mauvais sommeil est due au fait de s'arrêter de respirer la nuit, ce qui fragmente le sommeil (« je me réveille car sinon je m'étouffe ») et prive le dormeur d'un sommeil profond réparateur. Un peu comme un baigneur équipé d'un gilet de sauvetage qui tenterait de nager en profondeur mais remonterait toujours à la surface (période de veille) : le dormeur souffrant d'apnée du sommeil se retrouve incapable de dérouler le cycle classique d'une bonne nuit de sommeil (sommeil lent léger, sommeil lent profond, sommeil paradoxal, sommeil lent léger, sommeil lent profond, sommeil paradoxal, etc.). D'où l'idée non pas d'une dette totale de sommeil (comme les gens qui se privent de sommeil) mais d'une dette sélective (uniquement le sommeil lent profond et le sommeil paradoxal) qui crée une somnolence sévère malgré une durée de sommeil nocturne conservée.

Initialement, seuls les hommes d'une cinquantaine d'années souffrant d'une surcharge pondérale étaient identifiés comme porteurs de ce trouble. En effet, contrairement aux femmes, les hommes ont tendance à accumuler la graisse au niveau du cou, ce qui a pour effet de rétrécir les voies aériennes supérieures. Ainsi, au moment de l'endormissement, la langue bascule plus facilement en arrière, venant obstruer la gorge. Charles Dickens a si bien décrit ce profil de patients dans *Les Aventures de monsieur Pickwick* qu'on appelle en Angleterre cette maladie le « syndrome de Pickwick ».

Ce tableau de sommeil dégradé, de fatigue et de somnolence diurne s'associe à des troubles de la concentration mais aussi à un risque accru d'infarctus et d'accidents vasculaires cérébraux. Ces patients nous sont donc généralement amenés par leur épouse qui, hormis la gêne auditive, craignent de voir leur moitié mourir dans son sommeil.

Toutefois, les femmes peuvent également être touchées par ce trouble, en priorité en raison d'un surpoids, mais aussi d'une anatomie spécifique des voies aériennes supérieures : des pommettes hautes, un visage allongé et une mâchoire triangulaire sont souvent le signe de résistance des voies aériennes supérieures lors du sommeil. Mesdames, si vous respirez parfois bruyamment la nuit, que vous vous réveillez avec la bouche sèche et le sentiment que vous n'êtes pas reposée, allez faire un tour dans un centre de sommeil pour vous faire enregistrer, même si vous êtes jeunes et sans surpoids : vous souffrez peut-être d'un syndrome de résistance des voies aériennes supérieures.

Malgré ce tableau alarmiste, pas de panique, tout ronfleur qui fait des pauses respiratoires de plusieurs secondes n'est pas forcément malade ni somnolent ! Dans les années 1990, des chercheurs conduits par l'énergique Terry Young s'interrogèrent sur la fréquence des dormeurs souffrant de plaintes de sommeil qui présentaient aussi des apnées du sommeil. La publication dans le *New England Journal of Medicine* de cette étude sur la Wisconsin Sleep Cohorte[54] fit l'effet d'une bombe à l'échelle planétaire. De façon méthodique, 602 volontaires avaient passé une nuit dans un laboratoire de sommeil pour se faire enregistrer après avoir été examinés de près. L'étude montra que 4 % des hommes et 2 % des femmes entre 30 et 60 ans présentaient plus de cinq apnées par heure de sommeil et se plaignaient de somnolence diurne. Dans cette publication, on a découvert que la fréquence des apnées du sommeil était associée à la somnolence, mais aussi que 24 % des hommes et 9 % des femmes présentaient plus de cinq apnées par heures mais sans jamais se plaindre d'un mauvais sommeil !

Cette découverte majeure relativise le risque isolé du ronflement et des apnées du sommeil. Si vous ronflez et que vous vous arrêtez de respirer de temps à autre pendant la nuit mais que votre sommeil est de bonne qualité, il est probable que cela n'entraîne qu'un risque limité sur votre santé. En revanche, si votre sommeil n'est plus réparateur et que vous souffrez de fatigue et surtout de somnolence, alerte rouge ! Filez dans un centre de sommeil qui pourra sûrement vous rendre la vie plus belle, réduire vos risques d'accidents de la route et d'infarctus, et permettre à votre conjoint de retrouver le sommeil. Des techniques posturales (dormir sur le côté, par exemple) ou chirurgicales permettent de réduire le niveau sonore des ronflements, qui sont généralement une forte gêne pour le patient lui-même.

*Quand la narcolepsie nous fait tomber de sommeil*

Dans de rares cas, chez les adolescents ou les jeunes adultes, parfois des hommes dans la cinquantaine ou après un gros épisode infectieux (angine ou mononucléose, par exemple), des périodes d'endormissement surviennent au cours de la journée[55]. Ces attaques de sommeil d'une durée allant de quelques dizaines de secondes à plusieurs dizaines de minutes, parfois associées à des paralysies brutales touchant une partie du visage ou le corps entier, sont souvent déclenchées par les émotions, et peuvent provoquer des chutes qui sont confondues avec des crises d'épilepsie.

Dans d'autres cas, la durée de sommeil se met progressivement à augmenter pour atteindre jusqu'à 18 heures par jour. La vie de ces malades appelés « hypersomniaques » est un enfer car ils souffrent d'une limitation massive à participer à des activités professionnelles et sociales. Il faut que le corps médical et le grand public prennent conscience de l'existence de ces malades car leur entourage pense souvent qu'il s'agit de paresse (surtout s'ils sont adolescents) ou d'un épisode passager en lien avec une grosse fatigue.

Pour savoir si vous souffrez d'hypersomnie ou si vous êtes seulement en dette de sommeil, il suffit d'augmenter de deux heures le temps que vous passez au lit (jusqu'à 10 heures par nuit, par exemple) pendant une semaine à quinze jours d'essai. Passé ce délai, si vous êtes en manque de sommeil, celui-ci va se régulariser pour revenir à une durée moyenne raisonnable (entre 7 et 9 heures maximum pour un jeune adulte) et surtout vous n'endurerez plus de périodes de somnolence dans la journée. Si malgré cela, vous ne constatez pas d'amélioration, je vous recommande de consulter car vous faites probablement partie des 0,004 % de Français qui souffrent d'une hypersomnie. Rassurez-vous, les centres de sommeil proposent des traitements efficaces pour une majorité des patients concernés.

## Je dors mal

La notion de « mal dormir » est assez compliquée à analyser, même si c'est sûrement, avec la fatigue, le premier motif de consultation pour une plainte de sommeil. C'est un peu un fourre-tout qu'il faut analyser soigneusement pour y voir plus clair.

Nous allons ici nous intéresser en priorité aux dormeurs agités. Si tous les insomniaques vous diront qu'ils ont un sommeil de mauvaise qualité, ils souffrent en réalité de ne pas pouvoir s'endormir ni se réveiller. Les rares nuits où ils peuvent enfin dormir (en vacances chez des amis, dans un hôtel à la literie exceptionnelle, etc.), ils vous diront que leur sommeil est au top. On recherche donc bien ici la *qualité* du sommeil et pas simplement sa quantité. Cette notion est à garder précieusement en tête quand on cherche à améliorer son sommeil.

On a vu plus haut que les apnées du sommeil peuvent expliquer l'apparition d'un mauvais sommeil et que la combinaison ronflement et apnées nocturnes doit immédiatement vous orienter vers un potentiel problème respiratoire nocturne. En effet, vis-à-vis de la qualité du sommeil – comme pour l'insomnie –, il est indispensable d'éliminer certaines maladies qui fragmentent votre sommeil. En revanche, si vous ne ronflez pas, que votre respiration nocturne n'est pas bruyante, mais que votre sommeil est agité, il faut rechercher du côté des mouvements anormaux, l'une des causes les plus fréquentes d'un mauvais sommeil.

### *Le syndrome des jambes sans repos et les douleurs nocturnes*

Près de 3 % des Français souffrent d'un mal étrange qui se détecte à l'état de veille et que l'on appelle « syndrome des jambes sans repos ». Si le soir ou même en fin de journée vous avez du mal à garder les jambes immobiles, que le mouvement vous allège de douleurs désagréables, de sensations de brûlure ou de compressions, que seule l'arrivée du matin vous soulage et que vous êtes parfois réveillé au beau milieu de la nuit à cause de crampes qui vous obligent à prendre des douches ou à marcher sur un carrelage froid, alors vous êtes sûrement atteint de ce syndrome.

Le seul avantage de ces troubles est leur facilité de diagnostic : inutile de pratiquer un enregistrement du sommeil, un simple entretien suffit. Si vous ne pouvez pas regarder un film jusqu'au bout au cinéma sans vous lever, si vous devez vous arrêter pour marcher lors d'un trajet en voiture, si vous bougez tout le temps les jambes à cause de sensations désagréables, alors votre sommeil agité vient peut-être d'un problème neurologique. L'origine de la maladie est complexe, probablement en lien avec un déficit de dopamine dans le cerveau (voire de son transport entre les différentes zones du cerveau). C'est pourquoi son traitement contient des molécules proches de la dopamine, conçues pour traiter la maladie de Parkinson. Rassurez-vous, ce médicament ne peut en aucun cas vous rendre parkinsonien – un grand nombre de malades me posent la question. Vous voilà soulagé !

Le syndrome des jambes sans repos est également associé au syndrome des mouvements périodiques (à peu près 80 % des malades en souffrent), qui consiste à remuer les jambes de façon répétitive la nuit. Si votre conjoint raconte que vous lui donnez des coups de pied, rassurez-le, ce n'est pas pour vous venger, mais rendez-vous sans tarder dans un centre de sommeil.

Outre ce syndrome, des douleurs nocturnes peuvent nuire à votre sommeil. Notre seuil de perception de la douleur diminue pendant le sommeil et on est plus difficile à réveiller (en particulier en sommeil lent profond), mais certaines maladies créent des altérations nocturnes et des plaintes de sommeil – notamment dans le cas d'une fibromyalgie, qui peut engendrer des douleurs dans les épaules ou les genoux qui réveillent les dormeurs. Le diagnostic est simple car on retrouve ces douleurs aussi dans la journée : il est alors urgent de traiter le syndrome douloureux en priorité.

### *Histoires à dormir debout et troubles du comportement en sommeil paradoxal*

Nous avons tous vécu, dans notre enfance, un ou plusieurs épisodes isolés qui nous ont vus faire des choses « bizarres » au milieu de la nuit mais qui ne se sont plus jamais reproduites : se lever pour aller voir ses parents dans leur chambre, aller chercher son cartable dans la cuisine, faire pipi dans la poubelle ou dans un pot de fleurs… les exemples ne manquent pas.

Si vous parlez parfois pendant votre sommeil, en première partie de nuit et plutôt sur un ton calme, vous pouvez être rassuré, ces parasomnies sont des épisodes moteurs nocturnes fréquents chez l'enfant qui disparaissent le plus souvent d'eux-mêmes à l'âge adulte.

Si vous avez tendance à vous lever dans votre sommeil pour aller calmement vous servir un verre de lait dans le frigo, là aussi on est dans le registre du somnambulisme qui survient en sommeil lent profond. Et hormis le risque de vous blesser (en sortant de votre chambre par la fenêtre, par exemple), une prise en charge et une aide psychologique pour atténuer le stress de la journée peuvent suffire. En effet, le somnambulisme est souvent associé à une tension psychique et le sommeil redeviendra normal si vous diminuez votre stress. Si cela ne suffit pas, certains médicaments de la famille des benzodiazépines peuvent servir à passer le cap mais une aide psychologique est toujours plus que bienvenue. En revanche, si le trouble persiste et que sa fréquence augmente (à partir d'une fois par semaine), n'hésitez pas à consulter dans un centre de sommeil : on trouve chez certains de ces patients des syndromes d'apnées du sommeil et de rares cas d'épilepsies nocturnes.

Il existe une autre forme d'agitation nocturne, beaucoup plus sévère et touchant plutôt les personnes âgées. Elle se traduit par des épisodes nocturnes violents, accompagnés de hurlements, entraînant parfois une violence avérée vis-à-vis des personnes qui se trouvent à côté (allant parfois jusqu'à des coups portés). Ces troubles du comportement surviennent en sommeil paradoxal (en deuxième partie de nuit). La chute du tonus musculaire, caractéristique du sommeil, ne se fait pas et le dormeur peut continuer à bouger comme s'il était éveillé. Cette maladie est souvent prémonitoire de mort précoce d'un certain type de neurones à dopamine et d'un possible début de maladie de Parkinson.

Au début, il s'agit simplement de cris ou d'invectives dans un contexte souvent violent, puis la situation se dégrade et le patient peut devenir extrêmement brutal – jusqu'à sortir de son lit et se mettre à tout casser dans la chambre. Si vous présentez ce type de rêves violents éveillés – ou si c'est le cas de votre conjoint –, il faut éloigner vos proches et consulter rapidement dans un centre de sommeil. On pratique alors des enregistrements vidéo couplés à des mesures polysomnographiques qui montrent l'apparition de sommeil paradoxal où le malade conserve un tonus musculaire. Lorsqu'on interroge ces patients au matin et que l'on regarde les vidéos, on est frappé par la charge émotionnelle des récits : « L'appartement était en flammes, je devais ouvrir la fenêtre pour sauver mon enfant », « Ils sont venus me faire la peau, je ne me laisserai pas faire, je la vendrai chèrement ! ». Vous imaginez la violence des actes nocturnes et les conséquences associées. Parfois des meurtres sont même commis et il est nécessaire d'enregistrer le sommeil des agresseurs pour prouver qu'ils n'ont pas tué leur conjoint consciemment…

**Docteur, je grince des dents**

Le bruxisme est une maladie répandue qui agace beaucoup le conjoint en raison d'un bruit de grincement désagréable la nuit et qui, à force, se matérialise par une usure des dents. Souvent, c'est un mauvais alignement de l'arc dentaire supérieur et inférieur qui entraîne un grincement quand on serre les dents. Or, pendant la nuit, vous ne le savez peut-être pas, on déglutit jusqu'à 200 fois, et cette partie de notre corps n'est pas du tout au repos pendant notre sommeil. Dans certains cas extrêmes, comme pour les apnées du sommeil, le grincement aboutit à des éveils nocturnes qui produisent un sommeil fragmenté. Le matin, le patient se réveille avec des douleurs de l'articulation de la mâchoire, et il présente souvent un claquement caractéristique sous la tempe lorsqu'il mange.

Tous ces signes méritent une consultation chez le dentiste et un rendez-vous en centre de sommeil. Parfois, un simple réajustement de l'alignement dentaire en remplaçant par exemple une dent cassée peut suffire. On pourra également vous conseiller des gouttières anti-bruxisme à porter la nuit – dans la journée pour les cas extrêmes –, qui mettent au repos l'articulation et les dents. C'est un peu gênant, mais le sommeil peut ainsi être incroyablement amélioré.

*Je suis fâché avec mon rythme veille/sommeil*

Une part importante de la population peut adapter ses rythmes aux saisons ou à son activité professionnelle alors que, pour d'autres, c'est plus compliqué. Cela dépend de notre profil de rythme – le cas typique est celui des adolescents, qui sont majoritairement des noctambules.

Le rythme veille/sommeil des écoliers et des ouvriers est un serpent de mer qui agite l'Éducation nationale et le ministère de l'Économie et des Finances depuis des décennies. Les gouvernements européens successifs sont enclins à encourager des rythmes d'activité qui suivent la lumière du soleil afin de faire des économies d'énergie, mais à titre individuel on sait qu'une légère variation (de l'ordre d'une heure par nuit comme lors du changement d'heure d'été ou d'hiver, par exemple) peut entraîner des conséquences dramatiques – nous y reviendrons. Aujourd'hui, les emplois postés industriels se réduisent massivement ainsi que les cadences infernales en 3/8, et on se dirige progressivement vers une plus grande liberté de travail, mais attention à ne pas cumuler durées de trajet interminables et activités multiples sous peine d'impacter dangereusement votre hygiène de sommeil.

Il est aussi intéressant de noter que la gestion des fuseaux horaires est une question politique. Sous prétexte que l'on appartient à un même pays, certains gouvernements ont supprimé le décalage lié aux fuseaux horaires. La Galice, par exemple, est décalée d'à peu près une heure et demie par rapport à son fuseau horaire réel, et la Chine, pays gigantesque qui couvre quatre fuseaux horaires, fonctionne sur une heure unique et universelle pour tous ses habitants ! Amis de la petite montre rouge, bonjour…

Dans ce contexte changeant, il faut s'autoévaluer pour connaître ses rythmes et savoir à quels risques vous pouvez être confrontés.

### *Retard de phase et puberté*

Tous ceux qui ont eu la joie d'élever un ado connaissent les difficultés de communication liées à cette période de la vie qui rendent parfois le quotidien compliqué : plus on est jeune, plus on est du soir. Mais le rythme biologique est souvent déstructuré par l'usage des nouvelles technologies… Les ados utilisent leur portable pour échanger avec leurs amis, or la combinaison de l'exposition à la lumière bleue et du renforcement social lié aux réseaux sociaux aboutit à une déconnexion importante baptisée « syndrome de retard de phase » qui conduit certaines personnes à dormir le jour et à vivre la nuit.

Malheureusement, l'explosion des nouvelles technologies entraîne une augmentation de la population souffrant de ce retard de phase aussi à l'âge adulte. Ce phénomène peut reposer également sur des fondements génétiques. Je me souviens d'avoir soigné deux frères qui avaient un rythme totalement inversé. Ils travaillaient ensemble et avaient organisé la vie de leur société selon leur rythme biologique : ils traitaient les demandes des clients pendant la nuit ! Tout se passait bien sauf quand il était question d'un rendez-vous professionnel à caler le matin… Là, ils étaient aux abonnés absents.

### *Chronotypes du matin ou du soir : êtes-vous plutôt alouette ou hibou ?*

À l'image des oiseaux qui peuvent être nocturnes (les hiboux) ou du matin (les alouettes), les humains, par leur patrimoine génétique, se classent dans la catégorie des sujets du matin, des sujets du soir, ou dans la catégorie intermédiaire s'ils ne sont ni l'un ni l'autre : environ 25 % de la population est dite « du soir », 25 % « du matin », les 50 % restants sont « intermédiaires ».

## Quel est votre chronotype ?

Êtes-vous du soir ou du matin ? Un petit ou un gros dormeur ? Chacun d'entre nous a un besoin de sommeil différent et des préférences horaires qui dépendent de nos gènes et influent sur notre hygiène de sommeil.
Ce simple questionnaire[56] va vous permettre de déterminer assez précisément dans quelle catégorie vous vous situez ; cela a son importance pour réguler ou retrouver votre sommeil.
Si vous vous levez facilement et que vous sautez du lit, si vous préférez aller vous coucher tôt au lieu d'aller à un concert le soir, alors vous êtes plutôt un chronotype du matin : un « lève-tôt ». Si vous pensez être un chronotype du matin :

très important, cochez 0
modéré, cochez 1
léger, cochez 2

Si vous pensez être un chronotype normal : cochez 3.

Si vous êtes en pleine forme tard le soir, si vous aimez (et réussissez) à dormir un peu plus longtemps pendant le week-end, ou si vous ne réussissez pas à sortir du lit le lundi matin même sans avoir fait la fête pendant tout le week-end, alors vous êtes plutôt un chronotype du soir : un « couche-tard ». Si vous pensez être un chronotype du soir :

léger, cochez 4
modéré, cochez 5
très important, cochez 6

En résumé, si votre score se situe entre 0 et 2, vous êtes du matin. Si vous vous situez entre 4 et 6, vous êtes plutôt du soir. En revanche, si vous ne vous reconnaissez dans aucune de ces catégories, vous êtes alors un sujet dit intermédiaire dont l'horloge chronobiologique est neutre.

Le docteur Taillard, avec qui je travaille au sein de notre équipe de recherche depuis de nombreuses années, a publié des résultats édifiants concernant l'impact des rythmes sur les besoins de sommeil[57]. Ces résultats, issus d'une large population de volontaires âgés de 18 à 80 ans, ont montré que les sujets du soir, en se couchant plus tard, se mettent d'eux-mêmes en manque de sommeil par rapport à leur besoin réel. Ils varient également de façon importante leurs horaires de lever et de coucher tout au long de la semaine mais aussi, pour certains, pendant le week-end avec deux heures de sommeil en plus.

Il est intéressant de noter que ces « couche-tard » fument davantage et boivent plus de café que ceux du matin mais ne se plaignent pas plus de somnolence dans la journée. Surhommes ? Drogués ? Ni l'un ni l'autre, mais la typologie du soir est plutôt associée à la dépression et à des plaintes de sommeil du type difficultés d'endormissement avec une somnolence matinale.

C'est ce que confirme une autre enquête[58], menée cette fois sur la cohorte Gazel*, véritable laboratoire épidémiologique ouvert : les sujets du soir ont paradoxalement besoin de plus sommeil que ceux du matin. Pas facile à croire quand on sait que les noctambules ont généralement pour devise « je dormirai quand je serai mort ». Si vous êtes au contraire du matin et que vous nourrissez une passion secrète pour les boulangers et les levers matinaux, vous serez probablement plutôt confronté à un problème d'éveil matinal sans possibilité de réendormissement car votre horloge interne va écourter vos nuits en faisant sonner votre réveil interne trop tôt. Et vous risquez de rater l'ouverture de toutes les boîtes de nuit à la mode en vous couchant avec les poules… même si, je vous l'accorde, on peut fort bien vivre sans cela.

### Le jet-lag social

Un mauvais alignement entre leur rythme endogène** et les contraintes sociales entraîne, pour un nombre croissant de nos concitoyens,

---

* La cohorte Gazel, mise en place par l'Inserm en janvier 1989, est un suivi épidémiologique d'une cohorte de 20625 volontaires composée d'agents d'EDF-GDF âgés de 35 à 50 ans.

** Qui dépend de l'organisme de chacun, en dehors de toute influence extérieure.

un phénomène de jet-lag social[59] : sans changer de fuseau horaire, ils vivent un conflit interne permanent qui les conduit à réduire leur durée de sommeil pour ajuster leurs horaires de coucher tardifs avec un lever précoce imposé.
Cette notion, décrite dans les années 1990 par le professeur de chronobiologie allemand Till Roenneberg, repose sur l'usage du questionnaire Munich Chronotype (MCTQ), qui a permis de comparer rythmes sociaux et typologie des sujets. Forcées par leur rythme personnel à des horaires de coucher relativement tardifs alors qu'elles sont contraintes de se lever tous les matins, de nombreuses personnes souffrent d'une dette de sommeil permanente. Ce concept a été repris depuis par de nombreuses équipes et une étude impressionnante, menée par les spécialistes Benjamin Smarr et Aaron Schirmer, a compilé pendant deux ans les performances scolaires de 14 894 étudiants d'une université de Chicago, la Northeastern Illinois University (NEIU). Ils ont ainsi montré que la durée moyenne de ce jet-lag social était de trente minutes pour l'ensemble des étudiants et qu'elle était directement liée aux performances scolaires : les étudiants les plus impactés étaient ceux qui présentaient le chronotype du soir le plus marqué.

## J'évalue mon sommeil : comment remplir l'agenda de sommeil ?

On l'a vu, pas assez ou trop dormir, voire mal dormir sont autant d'alertes qui peuvent cacher une maladie organique ou psychiatrique. Mais la façon dont vous gérez votre sommeil (un peu comme l'heure à laquelle vous décidez de manger) en dit beaucoup sur la façon dont votre corps va pouvoir combattre le stress et vous donner un meilleur sommeil.

Deux caractéristiques doivent attirer votre attention : la durée de votre sommeil et ses rythmes, les deux étant bien sûr intimement liés, comme nous l'avons vu. Si on a une énorme dette de sommeil, on va s'endormir rapidement, mais si on est « en dehors des portes du sommeil », il peut être également difficile de s'endormir. Comme on a tendance à varier fréquemment ses horaires de lever et de coucher, le corps y perd son latin et commence à nous jouer des tours en rendant l'endormissement ou le réveil plus compliqué. Il existe plusieurs règles à respecter pour réaliser un bon agenda de sommeil.

### *Règle numéro un : prendre son temps*

Le sommeil varie et il est normal de ne pas s'endormir tous les jours de la même façon (on ne ressent pas la même faim tous les jours). Alors, pour évaluer son sommeil, il faut prendre le temps : évaluez votre sommeil sur dix jours minimum (deux week-ends et une semaine). Si votre patience le permet, faites-le sur deux ou trois semaines, afin de lisser les effets de vos rythmes biologiques et obtenir ainsi une moyenne réaliste de votre sommeil. On l'a dit, connaître plusieurs éveils nocturnes une ou deux fois par semaine reste dans la norme : inutile de vous énerver si, une nuit, vous n'arrivez pas à dormir. C'est normal, on n'est pas des machines.

*Règle numéro deux :*
*tenir son agenda quotidiennement*

Certes, on n'est pas des machines, mais on a quand même des besoins quotidiens à respecter et il est important d'observer une bonne quantité de sommeil par tranches de vingt-quatre heures (fort heureusement, à peu près tout le monde dort au moins une fois par jour). Pour cela, on remplit chaque jour sa durée de sommeil (on ne le fait pas une fois par semaine). Si vous vous demandez pourquoi, essayez de ne pas dormir pendant trois jours d'affilée et on en reparle !

*Règle numéro trois :*
*noter toutes les données utiles*

Comme le chantait la belle Grace Jones, « *slave to the rhythm* » ! Si rien ne vaut un bon tempo pour réussir une chanson, c'est la même chose en matière de sommeil. Il ne faut donc pas se contenter de noter la durée de son sommeil mais également compiler les horaires de lever et de coucher. On a tendance à croire qu'on se couche à peu près à la même heure, mais on peut facilement varier de deux heures les horaires de lever et de coucher sans s'en rendre compte. Essayez donc de passer à table deux heures plus tard que d'habitude et vous verrez que votre estomac crie famine.

### *Règle numéro quatre : ne pas regarder l'heure à tout bout de champ*

On l'a vu, le sommeil est un changement d'état de conscience et la perception de la durée du sommeil ne reflète pas toujours la réalité exacte de cette durée. Cela n'a pas de sens de garder l'œil rivé sur le réveil toute la nuit, encore moins d'acheter un joujou technologique qui projette l'heure au plafond – et qui vous aidera surtout à devenir complètement insomniaque. On notera donc son heure de coucher au moment où on éteint la lumière pour dormir. Le matin, on prendra soin de noter l'estimation de la durée de ses éveils nocturnes ainsi que l'heure du lever. Surtout, ne rallumez pas la lumière pour regarder l'heure, cela ne ferait que renforcer votre sentiment d'insomnie…

Grâce à l'agenda de sommeil, en annexe à la fin du livre, vous allez pouvoir analyser votre sommeil pendant deux semaines : il vous aidera à visualiser la durée et les rythmes de votre sommeil puis à mesurer l'effet du programme d'amélioration proposé plus loin. C'est un outil simple et parfaitement adapté pour réparer votre hygiène de sommeil. Le seul inconvénient de cette méthode, c'est qu'elle vous oblige à faire une série de calculs pour connaître votre durée de sommeil hebdomadaire et votre efficacité de sommeil (qui est le ratio entre la durée du sommeil et le temps passé au lit). Pour plus de facilité, vous pouvez télécharger l'application gratuite « Mon agenda de sommeil » du Pr Philip (sur Google Store et Apple Store) ou la flasher directement sur votre livre. Cette application a été mise au point par mon unité CNRS pour le grand public : les calculs y sont automatisés et vous aurez ainsi une vision parfaite et rapide de votre durée de sommeil et de son efficacité. Un outil utile pour mettre en place une meilleure hygiène de vie.

### Les objets connectés : nos alliés en médecine préventive

On a vu l'importance de la durée réelle de sommeil pour différencier l'insomnie subjective de l'insomnie objective. En plus de calculer automatiquement votre durée de sommeil et son efficacité grâce à notre application « Mon agenda de sommeil » dédiée, vous pouvez compter sur les nouvelles technologies pour obtenir des données objectives sur votre temps de sommeil. L'avènement des objets connectés et smartphones a ouvert la porte du *quantified sleep* (le sommeil quantifié) qui va nous aider à définir votre bilan de sommeil.

Les smartphones ont permis le développement d'une technique de mesure de la santé baptisée EMA (Ecological Momentary Assessment ou évaluation en vie quotidienne) qui vise à mesurer en situation réelle (chez vous, au bureau, en vacances) certains symptômes qui varient naturellement, comme la faim, l'envie de dormir, l'anxiété ou la fatigue. Imaginez que l'on vous demande comment était votre appétit il y a vingt et un jours à l'heure du déjeuner, vous seriez bien en mal de répondre. Pour le sommeil, c'est la même chose, voire plus difficile encore puisqu'il varie aussi bien en quantité qu'en qualité. C'est pour cette raison que des agendas papier ont été mis au point dans les années 1970. Ils permettaient de noter chaque jour votre heure de coucher, votre latence d'endormissement, la durée de vos éveils et votre heure de lever. Mais cette technique ne tient pas compte du problème de la perception du sommeil qui touche nombre de personnes se plaignant d'insomnie, ce qui entraîne parfois un décalage important entre ce que rapportent les sujets et la réalité de leur sommeil.

On sait également depuis peu que les personnes qui ne dorment vraiment pas (une faible proportion des insomniaques, fort heureusement) ont plus de risque de faire une dépression, voire une hypertension artérielle résistante aux traitements. Il existe donc un intérêt scientifique à mesurer objectivement la durée du sommeil pendant plusieurs nuits d'affilée.

*La e-santé fait sa révolution*

Les spécialistes du sommeil ont cherché à mettre au point de petits outils utilisables en condition de vie réelle au domicile permettant d'évaluer le sommeil. La mesure des mouvements nocturnes a ouvert une piste intéressante pour quantifier le sommeil de façon assez précise par rapport à la mesure de référence qu'est l'EEG. Le principe est simple et repose sur le fait qu'on bouge beaucoup à l'état de veille, que les mouvements diminuent en sommeil lent léger, et qu'ils disparaissent complément en sommeil lent et/ou paradoxal. La mesure de ces mouvements se fait à partir d'un actimètre, petit capteur sous forme de bracelet, placé sur le poignet de votre bras non dominant (le gauche pour les droitiers).

Ce type d'outil, utilisé dans tous les centres de sommeil, a été fabriqué dans des versions simplifiées et parfois même inclus dans les montres connectées des grands fabricants (Apple, Samsung, Withings, Fitbit, Garmin, etc.). Attention toutefois, la fiabilité des mesures n'est pas toujours au rendez-vous, et nombre de ces montres n'ont pas été validées par les scientifiques. On recommandera en priorité le bracelet Fitbit[60] et les Apple Watch, qui ont bien progressé ces dernières années.

La révolution de la e-santé à venir ne réside pas dans la mesure technologique des maladies mais plutôt dans la façon dont nous allons revisiter l'évolution de notre santé, la frontière entre l'état de bonne santé et celui de maladie, et enfin le poids des comportements sur la réponse aux traitements.

Au XX^e siècle, on vous délivrait un traitement en étant persuadé de son efficacité grâce à des essais cliniques concluant sur une trop courte période pour refléter la réalité. On ne prenait pas en compte vos comportements personnels (alimentation, activité physique, sommeil), qui sont pourtant de puissants instruments thérapeutiques pour beaucoup de pathologies comme la dépression, les maladies cardiovasculaires ou l'obésité. On vous renvoyait chez vous avec la conviction que le traitement donné allait faire son effet, et si ce n'était finalement pas le cas, en raison de la pénurie de médecins, vous deviez attendre plusieurs semaines avant une nouvelle consultation.

Lors de la crise du Covid-19, début 2020, nous avons conçu, avec mon unité CNRS, une application pour évaluer son sommeil dans cette période particulière de confinement. Plus de 2600 personnes ont téléchargé l'application en trois semaines. Nombre d'entre elles ont rempli l'agenda électronique qui a calculé automatiquement leur temps de sommeil, son efficacité et la durée moyenne des éveils nocturnes. Nous avons ainsi pu confirmer que les personnes confinées se plaignaient plus d'insomnie que celles qui gardaient un rythme social. Fort heureusement, les utilisateurs ont pu suivre l'évolution de leurs nuits et profiter en plus des conseils personnalisés prodigués par l'application. Cette première expérience a montré que 50 % d'entre eux n'avaient pas de plaintes élevées de sommeil mais qu'ils étaient, en revanche, intéressés par les conseils sur l'hygiène de sommeil.

### *L'hygiène du sommeil : clé de voûte de la santé 3.0*

Au XXI$^{e}$ siècle, le patient peut désormais surveiller ses symptômes à domicile et ajuster ses comportements (marcher plus, manger moins ou dormir autrement) et/ou la posologie des médicaments si le traitement ne produit pas son effet. Cette approche dite « médecine de précision » est une révolution aussi importante que celle de la médecine fondée sur les évidences (*Evidence Based Medicine*), qui avait mis en place le principe de la validation des traitements selon un référentiel qui est le plus souvent un placebo. Grâce à la « médecine numérique », c'est l'évolution en temps réel de notre état de santé qui deviendra le nouveau référentiel, ouvrant la porte à une médecine personnalisée.

Bien sûr, noter avec un papier et un crayon chaque jour ses rythmes de sommeil ou son activité physique reste efficace, mais c'est fastidieux et cela rend surtout complexes certains calculs comme la mesure de l'efficacité du sommeil. Cette médecine numérique est révolutionnaire non pas en raison de sa technologie mais plutôt en ce qui concerne le rapport entre notre façon de vivre et notre état de santé. Au XIX$^{e}$ siècle, on considérait souvent qu'être « sain », c'était ne pas souffrir de maladies. Au XX$^{e}$ siècle, l'Organisation mondiale de la santé a introduit le nouveau concept de « bonne santé » pour remplacer la simple absence de maladies et a mis en avant, par exemple, les notions de qualité de vie. Des échelles de mesure ont vu le jour pour définir notre niveau de douleur, notre énergie physique et mentale, notre mobilité et… notre sommeil. Avec le XXI^e^ siècle, place à la médecine préventive.

On a vu que le sommeil joue un rôle fondamental dans notre état de santé, mais on sait depuis peu que des liens physiopathologiques puissants unissent par exemple l'insomnie objective (produisant un réel manque de sommeil) et la dépression mais aussi l'hypertension artérielle. On sait également que certains cancers peuvent être associés à un syndrome d'apnées du sommeil. La limite entre hygiène des comportements, symptômes conséquences (comme la privation de sommeil) et symptômes maladies (l'insomnie objective chez le déprimé, par exemple) est très fine et prédit une nouvelle approche de la médecine. Grâce à des analyses personnalisées en temps réel, cette nouvelle médecine, dite médecine préventive, pourrait, en agissant sur certains symptômes, réduire le risque d'apparition ou de rechute des maladies chroniques.

Dans les années 1990, certains médecins parlaient déjà de médecine préventive et expliquaient qu'une alimentation appropriée pouvait réduire de nombreuses maladies (comme l'effet des oméga 3 sur les risques de cancer, par exemple). Si la conduite d'essais rigoureux a montré que ces messages diététiques avaient un faible support scientifique, cela a pourtant permis à des hommes et des femmes de prendre conscience de l'efficacité de leur alimentation pour contrôler leur poids, par exemple. Les enjeux des nouvelles formes de médecine et l'importance d'une bonne hygiène de sommeil sont une approche moderne de cette médecine préventive.

# CHAPITRE 5

## L'hygiène du sommeil, la clé de votre santé

Vous l'avez bien compris, pour conserver vitalité et bonne santé tout au long de l'année, il faut que votre sommeil soit le plus naturel et le plus réparateur possible. Avoir un « bon » sommeil, c'est ne pas connaître de problèmes pour s'endormir ni pour se réveiller, et bénéficier d'un sommeil réparateur. Cela ne peut se faire sans une bonne architecture nocturne, à savoir une bonne quantité de sommeil lent profond et une absence de fragmentation du sommeil (pas de micro-éveils nocturnes). Depuis que l'on a compris que le sommeil n'était pas un simple symptôme mais une fonction du corps humain, une médecine spécifique prend en charge les maladies du sommeil, et la France a récemment validé, après les États-Unis et l'Allemagne, cette spécialité pour nos futurs médecins (formation spécialisée transversale du sommeil).

À la suite de ces récentes évolutions, on a créé le concept de « santé liée au sommeil » ou « *sleep health*[61] », qui est une approche globale du rôle du sommeil dans le fonctionnement humain. Cette approche qui prend en compte le sommeil de façon centrale offre une nouvelle dimension à notre santé. Elle repose sur l'analyse d'une multitude d'études et a permis, par exemple, de noter que plus de 80 % des personnes âgées qui expriment un problème de sommeil souffrent également de troubles de mémoire, de douleurs, d'une dépression ou d'un problème cardiaque.

La santé liée au sommeil ne s'appuie donc pas uniquement sur la durée de ce dernier, comme on l'a souvent interprété, mais plus largement sur sa continuité, ses horaires d'apparition, le niveau d'éveil et enfin la qualité perçue. En prenant cette dimension globale de santé du sommeil, qui est très récente, on a pu comprendre qu'améliorer votre sommeil ne profite pas simplement à vos nuits mais à votre état de santé tout entier. Les études qui ont suivi montrent que l'état de votre cœur, de votre système hormonal, de votre immunité, et bien sûr de votre cerveau dépend de votre santé liée au sommeil. En définitive, le bénéfice d'une bonne hygiène de sommeil porte sur presque tous les aspects majeurs de votre santé.

Veiller à une bonne hygiène de sommeil aura des répercussions extrêmement positives : elle va renforcer votre état de santé en général, réduire le risque de maladies cardio-vasculaires, aider votre métabolisme à mieux absorber les sucres et à maîtriser votre poids, réduire les menaces de dépression, améliorer votre niveau d'éveil diurne et vos fonctions cognitives (mémoire, concentration, attention…), prévenir les infections en renforçant vos défenses immunitaires, réduire vos douleurs, consolider vos défenses contre le cancer (notamment le cancer du sein) et enfin agir sur l'allongement de votre durée de vie.

Plusieurs recommandations faciles à mettre en œuvre peuvent aider à reprendre la main sur votre sommeil, des conseils d'hygiène qui vous ont déjà été donnés pour contrôler votre poids, optimiser votre fonction cardiaque ou gérer votre stress et qui influent directement sur votre sommeil.

### Nutrition et sommeil : quels aliments pour mieux dormir

Le sommeil, la nutrition et l'activité physique sont les trois piliers d'une bonne santé, trois éléments intimement liés qui s'adaptent facilement à nos conditions de vie. Pendant longtemps, on a adapté son alimentation en fonction de ce que l'on trouvait à manger. On sait par exemple que certains mammifères qui hibernent peuvent s'abstenir de manger pendant plusieurs semaines ou plusieurs mois, ou que d'autres, comme les chameaux, peuvent se retenir de boire pendant des jours. Depuis le développement de notre espèce, ce n'est plus le cas pour l'homme, qui peut s'alimenter selon son bon vouloir, et qui a tendance, disons-le, à privilégier le repas du soir pour favoriser les liens familiaux ou sociaux. Ce n'est pas toujours ce qu'il y a de mieux…

### *Attention aux idées reçues à propos des sucres rapides et de la viande*

Les publicités ne cessent de véhiculer des contre-vérités : des filles aussi fines que des haricots verts dévorant des glaces, des enfants à l'allure sportive consommant des œufs en chocolat ou des litres de sodas trop sucrés… La réalité est tout autre : consommer ce type d'aliments ou des barres énergétiques sucrées (riches en sucres rapides) peut engendrer de sévères accès de somnolence, notamment en début d'après-midi. En effet, la prise de sucres rapides entraîne un pic d'insuline qui peut aggraver la somnolence après un repas[62]. Les études sur le syndrome métabolique, une maladie qui combine obésité et gros risque diabétique dont souffrent souvent les malades apnéiques, font clairement ce lien. Il faut alors privilégier la consommation de sucres lents (pâtes, riz) pour ne pas bouleverser le niveau d'éveil et conserver ainsi une bonne source d'énergie.

Les lipides sont aussi considérés comme des aliments lourds qui peuvent perturber le sommeil lorsqu'ils sont consommés en grande quantité : une belle assiette de cassoulet avant de se coucher accélère le fonctionnement du foie, fait monter la température interne et peut retarder l'endormissement.

En revanche, si vous devez maintenir une action ou un travail pendant de longues heures, un apport de lipides est une source énergétique non négligeable. Les sportifs qui consomment des arachides et des amandes le savent bien[63].

Les mets très riches en sucres rapides ont tendance à réduire le sommeil lent profond alors que ceux riches en protéines l'augmentent mais multiplient les éveils nocturnes. Le lait enrichi en malt, quant à lui, a été testé avec un succès modéré sur le sommeil, ce qui réfute la croyance populaire qu'un bon verre de lait tiède aide à dormir.

Certaines études se sont portées sur l'effet des kiwis et des cerises sur l'amélioration de la qualité du sommeil : ces deux fruits semblent augmenter la durée du sommeil nocturne ainsi que son efficacité. Les cerises, tout particulièrement, possèdent un effet antioxydant et contiennent de la mélatonine, ce qui expliquerait cela. Il faut néanmoins rester prudent car ces données ont été testées sur des populations peu nombreuses, et j'ajoute que la dose de mélatonine fluctue beaucoup selon la variété de cerises.

Enfin, les études concernant la consommation de viande – viande rouge ou viande blanche –, en particulier chez les personnes âgées, montrent un effet assez délétère tant sur la durée que sur la qualité du sommeil nocturne[64].

### *Le pouvoir anti-inflammatoire de l'alimentation*

Vous avez tous entendu dans le courant des années 1990 que le régime crétois à base d'huile d'olive, de tomates et de fromage blanc prolongeait la durée de vie et limitait le risque cardiaque. Deux études intéressantes publiées récemment confirment les liens entre santé, sommeil et rôle de l'inflammation. Si elles ont été conduites selon une approche épidémiologique et non interventionnelle, ces études ont la vertu de comparer le lien entre ce que les gens mangent et ce qu'ils déclarent concernant leur sommeil. Elles démontrent aussi les bénéfices des régimes dits méditerranéens, bien connus pour leur effet anti-inflammatoire, sur la qualité du sommeil.

On sait que l'inflammation est associée à des maladies qui perturbent le sommeil comme les douleurs articulaires mais aussi certains troubles de l'humeur comme les troubles bipolaires. L'inflammation centrale étant nuisible au fonctionnement du cerveau et le sommeil étant produit par ce même cerveau, il n'y a qu'un pas pour penser que diminuer l'inflammation garantirait un meilleur sommeil…

La première étude[65], menée sur 1936 individus par une équipe sicilienne bien placée pour étudier le régime crétois, montre qu'il existe une relation directe entre une alimentation anti-inflammatoire (régime méditerranéen) et une bonne qualité du sommeil perçu. Ce résultat, présupposé par de nombreux scientifiques, a ouvert la voie à un concept de santé lié au sommeil et à l'impact d'une alimentation « saine » sur le sommeil.

La seconde étude[66], réalisant cette fois des mesures biologiques d'inflammation sur un panel de 2000 volontaires, a apporté la preuve que bien manger (régime anti-inflammatoire) et bien dormir, associé au fait de ne pas fumer et de faire du sport, était l'un des comportements les plus efficaces pour réduire l'inflammation.

Ces études ont une importance majeure dans la conception du régime idéal pour réduire son risque inflammatoire : on se servira de ces connaissances pour bâtir ensemble le programme « sommeil renforcé » du chapitre 7 qui vous permettra de faire face à des périodes difficiles comme celle que l'on a traversée récemment avec la crise du Covid-19.

### Bien choisir ses heures de repas

Outre les aliments que nous consommons, l'heure des repas peut influencer nos horloges internes[67]. Le docteur Wehrens et ses collègues se sont amusés à utiliser les heures des repas comme un « entraîneur » de rythmes circadiens : dix personnes ont vécu durant treize jours en laboratoire afin d'expérimenter l'effet du décalage des rythmes de prise alimentaire sur le sommeil. Trois repas (petit déjeuner, déjeuner, dîner) étaient servis à cinq heures d'intervalle trente minutes après le réveil. Ce timing était respecté pendant six jours, puis les volontaires étaient placés en isolement total et on mesurait leurs rythmes de sommeil, leur production de mélatonine et de cortisol (deux hormones particulièrement affectées par le rythme circadien). Les rythmes de sommeil et la production des hormones étaient parfaitement normaux lors de cette phase dite de référence.

On a ensuite demandé à ces mêmes personnes de petit-déjeuner cinq heures après leur réveil et de respecter cinq heures d'intervalle entre chaque repas. Après six jours, un décalage du glucose plasmatique et une baisse de la concentration en glucose témoignaient d'une modification des rythmes circadiens.
Cette expérience démontre qu'il est possible d'agir sur notre rythme en décalant l'horaire des repas : dîner plus tôt, par exemple, pourrait aider certains d'entre nous à avancer leurs horaires de coucher et de lever.

### *Les vrais effets du café*

S'il existe une substance qui agit véritablement sur notre niveau d'éveil, ce sont les bases xanthiques (des substances naturelles) contenues dans le café, le thé et les sodas contenant de la caféine. Il faut savoir que les doses comprises dans ces boissons sont variables, avec une moyenne de 75 mg dans un café filtré, 50 mg de caféine dans un espresso, 15 à 30 mg maximum dans un grand bol de thé, et 5 mg dans une canette de soda (type Coca-Cola ou Pepsi). C'est le temps de filtrage de la mouture qui détermine la concentration en caféine, ce qui explique que le café d'une cafetière est beaucoup plus fort que le café espresso des percolateurs. Ces dernières années, on a vu se développer des boissons en canettes enrichies en caféine, les fameux *energy drinks*, qui délivrent une dose précise de café (de l'ordre d'un à deux espressos par canette)

L'effet tachycardant (accélération cardiaque) de la caféine, qui peut donner temporairement un coup de fouet par l'augmentation de la pression sanguine artérielle, ne dure pas – et il n'est pas plus efficace pour se réveiller que si vous faisiez des pompes au saut du lit. Pour obtenir un bon éveil, il faut consommer au moins 200 mg de caféine, sachant qu'il lui faut 30 minutes pour agir et que l'effet dure entre deux et quatre heures. On comprend bien que seuls le café et les *energy drinks* spécialement enrichis en caféine peuvent fournir une telle dose.

Mon équipe a conduit beaucoup d'expériences concernant l'effet du café sur les performances nocturnes, montrant ainsi que boire 200 mg de café équivalait à une sieste de 30 minutes pour combattre la somnolence lors de conduite sur autoroute[68]. Lors de cette expérience, nous avons noté que malgré son effet éveillant, la durée de sommeil lent profond récupéré en fin de nuit ne variait pas entre les personnes qui avaient consommé du café et ceux à qui on avait servi un placebo (du café décaféiné). Nous avons aussi comparé l'effet du café et des siestes chez des jeunes (20-25 ans) et des personnes matures (40-55 ans) et on a constaté que si la sieste et le café étaient bénéfiques aux jeunes, seul le café restaurait les performances de leurs aînés. En étudiant plus en détail nos données, on a ainsi découvert que les siestes des personnes matures se composaient beaucoup moins de sommeil lent profond que celui des jeunes, ce qui expliquerait cet effet moins récupérateur.

**Les personnes sensibles au manque de sommeil sont celles qui profitent le mieux de l'effet du café**

Beaucoup de gens pensent que le café agit sur les systèmes d'éveil, comme la cocaïne ou les amphétamines, mais pas du tout : le café bloque l'augmentation de la pression homéostatique (liée à notre durée de veille) en se fixant sur des récepteurs à adénosine (un neurotransmetteur) présents dans le cerveau.
Le docteur Landolt a beaucoup travaillé sur l'effet de la caféine et a conduit une série d'études instructives en privant de sommeil des personnes sensibles et d'autres insensibles au café[69]. Après 40 heures sans dormir, ces deux groupes présentaient une variation de leur pression homéostatique (qui permet de fabriquer du sommeil lent profond). Mais il a également évalué leurs performances au cours de ces 40 heures : les personnes dites insensibles à l'effet du café perdaient moins de performances lors d'une veille prolongée nocturne que les personnes sensibles. Enfin, il a conclu que les plus vulnérables au manque de sommeil étaient ceux qui profitaient le plus de l'effet du café : les grands amateurs de café ne sont donc pas forcément les meilleurs *night-clubbers* !

Landolt a par ailleurs réussi à prouver que c'est la présence d'un gène précis, ADORA2, qui définit la sensibilité au café[70]. Seuls les porteurs de ce gène peuvent maintenir de bonnes performances en privation de sommeil s'ils consomment du café. Cela explique aussi pourquoi certaines personnes peuvent boire deux cafés le soir sans avoir de problème pour s'endormir.

Pour savoir si vous êtes sensible au café, faites le test : est-ce que le café du matin vous aide à démarrer la journée ? Est-ce qu'un café après le déjeuner vous permet de lutter contre le coup de barre de l'après-midi ? Est-ce qu'un café au repas du soir vous garantit de tenir éveillé jusqu'à la fin du deuxième film de la soirée ? Lors d'épisodes de conduite prolongée, le jour ou la nuit, avez-vous constaté que le café vous aidait à maintenir de bonnes performances ? Enfin, préférez-vous vraiment le café à l'expresse décaféiné ? Si vous répondez oui à toutes ces questions*, vous êtes sûrement une ADORA-girl ou un ADORA-boy !

* J'ai volontairement exclu ici le fait que le café vous empêche de dormir car il peut y avoir des implications autour de l'insomnie qui compliquent la valeur de cette question.

## Lumière et sommeil, une combinaison à utiliser à bon escient

L'exposition à la lumière est un autre élément majeur de la variation de votre sommeil et de vos rythmes. Il faut se souvenir que la lumière agit sur la production de mélatonine nocturne, grand chef d'orchestre de votre horloge biologique.

**COURBE DE TEMPÉRATURE**

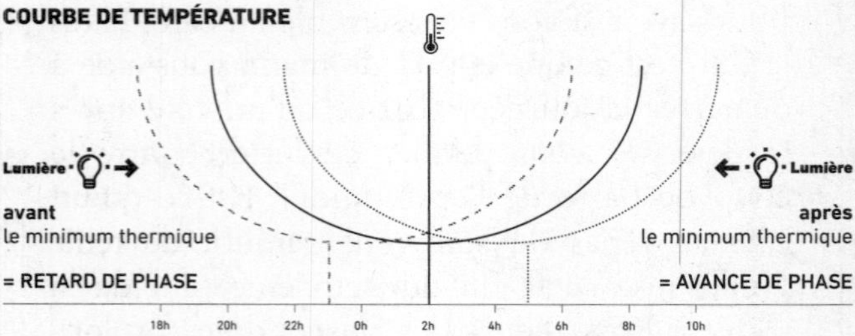


**La courbe ——— représente votre température en conditions normales.**
Vous noterez que votre minimum thermique se trouve vers 2 heures du matin.

**La courbe ··········· montre comment la lumière en fin de journée peut décaler votre minimum thermique et votre envie de dormir.**

**La courbe – – – vous montre comment la lumière du matin peut avancer votre minimum thermique et votre horaire de coucher.**

Notre température interne décroît jusqu'au milieu de la nuit, où elle atteint le « minimum thermique », pour ensuite remonter en fin de nuit jusqu'à un niveau maximal atteint au petit matin, au moment du réveil. Schématiquement, en vous exposant à la lumière avant le minimum thermique, si vous prenez par exemple un apéritif en terrasse le soir avec des amis ou si vous observez le soleil se coucher sur l'océan à Biarritz, vous enverrez un fort signal

LE GRAND ST JEAN
Allos 1450 m

# Le grand Saint Jean

Grand'Rue
04260 Allos
France

DOCUMENT PROVISOIRE
Note - 1
Vendeur A — 1 Client
Vente - Commande D78 — 05/08/2022 15:30:45

| QTÉ | Produit | PU | Prix |
|---|---|---|---|
| 1 | Expresso Bio | 1,00€ | 1,00€ |

**TOTAL TTC 1,00€**

**RESTANT DÛ 1,00€**

Sign. B0451eHJr-1 (NF525)
450503E4-C076-4342-8200-260198AF9DCE-A0347

Le Grand Saint Jean
VAT: FR06905072369
SIRET: 90507236900010
NAF: 5610C
Version 3.13.14
Merci de votre visite

## Eco-responsible paper

- Longlife printing (> 35 years),
- BPA free, phenol free,
- Free of chemical developers,
- Approved for direct food contact,
- Recyclable and FSC® certified.

## Umweltfreundliches Papier

- Langlebiger Druck (> 35 Jahre),
- BPA-frei, phenolfrei,
- Frei von chemischen Entwicklern,
- Für den direkten Lebensmittelkontakt zugelassen,
- Recycelbar und FSC®-zertifiziert.

## Papier éco-responsable

- Impression de longue tenue (> 35 ans),
- Sans BPA, sans phénol,
- Sans révélateur chimique,
- Approuvé pour le contact alimentaire direct,
- Recyclable et certifié FSC®.

EXACOMPTA
PARIS

Safe Contact

FSC
MIX
Paper
FSC® C002321

## Eco-responsible paper

- Longlife printing (> 35 years),
- BPA free, phenol free,
- Free of chemical developers,
- Approved for direct food contact,
- Recyclable and FSC® certified.

## Umweltfreundliches Papier

- Langlebiger Druck (> 35 Jahre),
- BPA-frei, phenolfrei,
- Frei von chemischen Entwicklern,
- Für den direkten Lebensmittelkontakt zugelassen,
- Recycelbar und FSC®-zertifiziert.

## Papier éco-responsable

de retard d'endormissement à votre corps. Si au contraire vous prenez de la lumière après ce minimum thermique, au petit matin, dès le réveil, en prenant par exemple votre petit déjeuner en terrasse, vous enverrez un signal d'avance de phase qui favorisera un coucher plus précoce.

Ainsi, plus les noctambules traînent le soir, plus ils se coucheront naturellement tard et plus les lève-tôt feront leur footing aux aurores, plus ils se coucheront avec les poules... Alors, si vous avez du mal à vous endormir, évitez de vous exposer à la lumière après 17 heures ; et si vous avez du mal à vous réveiller, je vous recommande une exposition plein feu à la lumière naturelle dès le matin ! Attention aussi à ne pas porter en permanence des lunettes de vue avec un filtre à la lumière bleue car celui-ci supprime la fluctuation lumineuse indispensable pour entraîner le rythme circadien.

**La lumière bleue booste autant les performances nocturnes qu'un double espresso**

Le docteur Taillard s'est intéressé à l'effet suppresseur de la lumière bleue sur la production de mélatonine et à son impact sur les performances de conduite nocturne[71]. Mon unité bénéficiait à l'époque d'un fort soutien des pouvoirs publics pour financer des recherches en sécurité routière et nous avions acquis une bonne maîtrise des essais en conduite réelle avec copilote sur un tronçon autoroutier entre

Toulouse et Bordeaux. Après avoir testé l'effet des siestes et du café, le docteur Taillard a voulu poursuivre en évaluant les conséquences de la suppression du pic de mélatonine nocturne, dû à l'exposition à la lumière bleue, sur les performances en pleine nuit.

Quarante personnes âgées de 20 à 50 ans ont conduit la nuit sur 400 km sous l'effet de 200 mg de caféine, d'un placebo, ou d'une exposition lumineuse de lumière bleue diffusé à partir du tableau de bord dans le véhicule. Contrairement au placebo, le café et la lumière bleue ont amélioré significativement le seuil des performances nocturnes de nos conducteurs sans altérer la qualité du sommeil lors de la récupération. Petit bémol toutefois, certains d'entre eux se sont plaints de la gêne occasionnée par la lumière bleue dans l'habitacle, mais leurs performances étaient bien au rendez-vous.

Hors d'un véhicule, on peut donc booster temporairement ses performances nocturnes en enlevant le filtre lumière bleue de son ordinateur. Attention néanmoins de prévoir une bonne plage de récupération, car si vous restez éveillé la nuit, il vous faudra récupérer le sommeil perdu, soit au petit matin, soit, au pire, la nuit suivante.

## Sport et sommeil : bougez, on ne vous le dira jamais assez

On vous en a déjà parlé mais je le répète encore : l'activité physique est l'un des meilleurs traitements anti-inflammatoires. C'est pour cela qu'elle est recommandée dans la lutte contre le déclin cognitif liée aux maladies neurodégénératives mais aussi contre la dépression, deux pathologies associées à des plaintes de sommeil importantes. Un autre exemple fort est celui du syndrome d'apnées obstructives du sommeil, maladie inflammatoire au risque cardio-vasculaire élevé et dans laquelle les malades rapportent des plaintes du sommeil très élevées. Traiter les apnées du sommeil par une ventilation nocturne assistée (pression positive continue) réduit bien sûr la fragmentation du sommeil, mais il ne faut pas oublier que la baisse de l'inflammation centrale améliore la qualité du sommeil.

On a donc tout intérêt à augmenter son activité physique et à respecter *a minima* la règle des 10000 pas par jour : pour lutter contre l'inflammation, c'est le traitement de fond à suivre. En complément de cette recommandation, des actions à court terme peuvent aussi agir sur le sommeil et l'éveil.

### *Le sport aide à se tenir éveillé et à s'endormir…*

Les effets d'une activité sportive sont multiples, dont l'un, à manier avec précaution, est l'impact sur notre niveau d'éveil. Le neurotransmetteur qui fait défaut aux narcoleptiques et qui les plonge dans une grande somnolence s'appelle l'hypocrétine (ou orexine : c'est la même molécule découverte par deux équipes différentes). Sa production est en relation directe avec l'augmentation du niveau d'activité physique[72] et joue un rôle dans la régulation du sommeil et du poids[73]. Chez des animaux à qui on a fait pratiquer une activité physique nocturne importante, on remarque une augmentation du niveau d'hypocrétine et de stimulation de l'éveil. À l'inverse, les narcoleptiques qui souffrent d'attaques de cataplexie (des chutes de tonus musculaire) ne présentent pratiquement plus de neurones à hypocrétine, ce qui confirme le lien entre cette molécule et l'activité physique.

On pense qu'au moment de la sélection génétique de notre espèce, la survie était complexe et la nourriture pas toujours disponible. Lorsque nos ancêtres commençaient à avoir faim (et donc à libérer de l'hypocrétine), ils devaient se maintenir éveillés pour pouvoir courir longtemps après les mammouths et le gibier. Éveil et activité physique sont donc, depuis des millénaires, intimement liés. Les supermarchés ouverts 24 heures/24 et 7 jours/7 existent désormais, donc plus besoin de courir après la nourriture, mais certaines populations éprouvent toujours un besoin vital de se maintenir éveillées. Les commandos de marine ont bien retenu la leçon de la préhistoire car ils font souvent des pompes pour se maintenir éveillés en mission, combinant ainsi l'effet éveillant de l'hypocrétine à l'augmentation de la pression sanguine artérielle, qui agit elle aussi sur l'éveil.

Il y a plusieurs façons d'utiliser le sport pour moduler son éveil : soit de façon prolongée, en faisant par exemple vingt minutes de marche en fin de journée (utile pour lutter contre le coup de barre de 21 heures), soit de façon aiguë en pratiquant une activité physique soutenue (si vous êtes par exemple de garde à l'hôpital ou que vous voulez booster votre éveil pour réviser un examen).

Si le sport agit directement sur les systèmes d'éveil, il joue aussi un rôle important sur l'endormissement *via* la température du corps, qui suit une courbe circadienne avec une baisse globale en début de nuit (d'où l'importance de bénéficier d'un peu de fraîcheur au moment du coucher pour faciliter cette baisse). Mais attention, beaucoup d'insomniaques confondent la fatigue et la somnolence, et mes patients pensent souvent à tort que courir en fin de soirée voire en début de nuit pour se fatiguer leur offrira un meilleur sommeil. C'est un mauvais calcul car si le sport régule effectivement le niveau d'anxiété en libérant des catécholamines (neuro-hormones du stress), il augmente la température corporelle et peut provoquer un décalage de l'endormissement. Idéalement, il ne faut donc pas pratiquer de sport après 18 heures.

### *… il améliore aussi la qualité globale du sommeil*

Les chercheurs Kelley and Kelley ont rédigé en 2017 une publication[74] traitant des effets bénéfiques du sport sur plusieurs centaines de personnes, tant sur la qualité du sommeil que sur la perception du sommeil et la rapidité d'endormissement. Il n'a en revanche aucun effet sur l'efficacité du sommeil, la durée du sommeil nocturne ou l'éveil diurne.

Un aspect important du sport est son effet sur le syndrome d'apnées du sommeil, non content de réduire les apnées du sommeil, il améliore chez les patients apnéiques l'efficacité du sommeil et réduit surtout la somnolence. Cerise sur le gâteau, en remplaçant de la graisse par du muscle[75], le sport réduit les ronflements et les apnées, même en cas d'action modérée sur votre poids.

Enfin, l'activité physique est bénéfique sur le sommeil des personnes âgées, en plus de son effet anti-inflammatoire. Le vieillissement entraîne une réduction de la production de sérotonine, une neurohormone produite pendant la veille qui joue un rôle important dans le sommeil nocturne, et qui explique en partie les troubles du sommeil liés à l'âge. L'activité physique, en stimulant la production de sérotonine, peut aider les personnes âgées à mieux dormir[76].

**Six semaines d'activité physique pour augmenter son sommeil lent profond et réduire ses éveils nocturnes**

L'un des effets premiers du vieillissement est la réduction du sommeil lent profond qui permet normalement d'assurer un endormissement rapide et une absence d'éveils intra-nocturnes. Le docteur Melancon et ses collègues ont proposé un programme sportif d'une heure de marche quotidienne sur un tapis roulant incliné à un groupe de treize personnes âgées de 65 ans pendant six semaines afin de mesurer l'amélioration potentielle de leur sommeil[77]. Après cette période d'entraînement, les volontaires passaient deux nuits en laboratoire pour contrôler, lors d'un enregistrement polysomnographique, leur durée réelle de sommeil ainsi que le pourcentage de stades de sommeil atteints avant et après les six semaines du programme. Si les séances de marche ont amélioré leurs performances physiques, elles ont surtout modifié l'architecture de leur sommeil avec une augmentation de 71 % de la durée de sommeil lent profond et une réduction de 30 % des éveils intra-nocturnes.

Même si l'augmentation du temps de sommeil lent profond reste relativement modeste, il est donc justifié de recommander une activité physique régulière aux personnes âgées pour booster leur sommeil.

**Sexe et sommeil : faites l'amour, pas la guerre !**

L'étude du règne animal est une bonne façon d'aborder le thème de la sexualité pour expliquer le lien entre la durée de sommeil et le taux de reproduction. Le bécasseau tacheté, par exemple, réduit sa durée de sommeil et augmente son taux de reproduction durant la période de reproduction. Pour ceux qui ont du mal à se projeter dans la peau d'un bécasseau, plusieurs études humaines ont fait le lien entre sujets du soir ou du matin et sexualité. Le bilan est assez simple : les noctambules (majoritairement les hommes), en restant éveillés plus tard, augmentent la fréquence de leurs rapports sexuels et par conséquent leur taux de reproduction.

Le docteur Kasaeian et son équipe ont examiné les liens entre chronotype et comportements sexuels à partir d'une enquête sur plus de 1 800 personnes[78]. Les auteurs ont comparé le taux de rapports sexuels, le nombre d'enfants et le chronotype de ces personnes. Ils sont arrivés à la conclusion suivante : les hommes sont plutôt enclins à des relations affectives courtes alors que les femmes privilégient les relations plus longues ; au final, ce sont ceux qui dorment le moins qui ont le plus d'enfants.

Il est intéressant de noter qu'il existe un lien physiologique entre les comportements sexuels et le génome régulant la durée du sommeil. L'équipe du docteur Chen, en étudiant la sexualité de la drosophile (une variété de mouche connue des généticiens), a pu montrer que le besoin de sommeil inhibe l'appétence sexuelle uniquement chez le mâle[79]. Ces travaux ont établi un lien direct entre le génome et les mécanismes de régulation veille/sommeil et de la sexualité. Sommeil et sexualité sont donc bien interconnectés par des mécanismes probablement issus de la sélection de notre espèce.

Enfin, la qualité des rapports et la qualité du sommeil sont elles aussi intimement liées. Le docteur Lastella et ses collègues ont étudié la qualité du sommeil après la survenue d'un orgasme, et il existe une relation positive et bénéfique pour les hommes comme pour les femmes[80]. Notez que la qualité du sommeil était perçue comme meilleure après un plaisir solitaire plutôt qu'avec un partenaire.

# CHAPITRE 6

# Reprenez votre sommeil en main

Maintenant que vous savez tout sur les bénéfices d'une bonne hygiène du sommeil, je vous propose un programme antifatigue contrôlant votre sommeil en plusieurs phases : la durée de votre sommeil, vos horaires de lever et de coucher, et la flexibilité de votre rythme.

## À chacun son programme

On l'a vu plus haut, la durée de sommeil dépend en priorité de notre patrimoine génétique mais aussi de notre âge, il serait donc illusoire de vouloir répondre aisément à la question « Combien d'heures dois-je dormir ? ». Nous utiliserons donc une approche plus fine qui repose sur des données épidémiologiques ainsi que sur un petit test personnel.

Voici toutefois un tableau des normes en matière de besoins de sommeil en fonction de l'âge, publié récemment par l'Académie américaine de médecine du sommeil[81]. Ces données sont bien sûr indicatives ; si vous êtes dirigeant d'une PME ou président de la République en exercice, il est possible que vos besoins soient en dessous des normes indiquées. Néanmoins, même un président de la République n'est pas à l'abri d'un coup de fatigue – qui sera dû sans doute à une privation de sommeil liée à une actualité politique chargée ou à la crise du Covid-19.

**NORMES DU SOMMEIL PAR TRANCHES D'ÂGE**

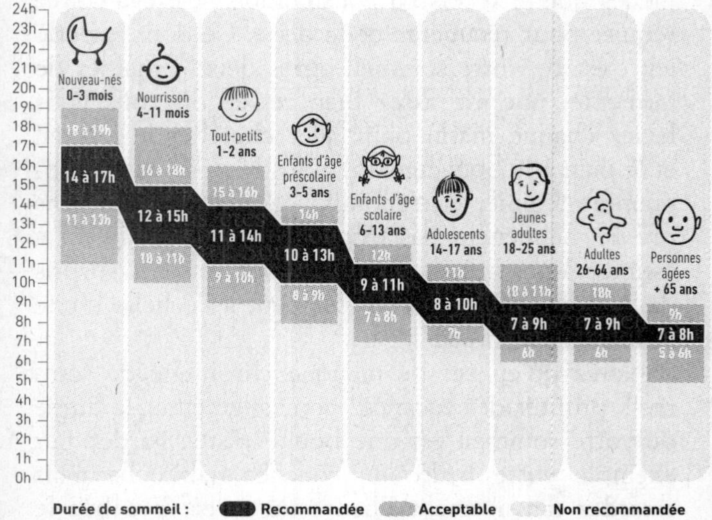


Graphique illustrant les recommandations de durée de sommeil quotidien selon l'âge (étude de la National Sleep Foundation).

## *Trouvez la durée idéale de votre sommeil en fonction de vos besoins*

Pour savoir où vous en êtes concernant vos besoins de sommeil et en vous fondant sur un objectif raisonnable de 49 heures par semaine minimum pour la majorité d'entre nous, remontez quelques mois – ou quelques semaines – en arrière. Souvenez-vous de vos dernières vacances, dans un environnement calme, avec un accès internet limité, et calculez quelle était la durée quotidienne moyenne de votre sommeil. Par pitié, ne répondez pas quinze heures comme la grande majorité des ados ou cadres surmenés que je reçois en consultation : c'est la durée requise pour récupérer de la dette. Ce dont je parle ici, c'est de votre sommeil après deux semaines de farniente, une vie assez bien réglée où vous vous leviez chaque matin pour aller chercher le journal et le pain à la boulangerie… Pas de stress et un programme régulier et tranquille. La majorité des gens qui ne malmènent pas trop leur sommeil arrivent à estimer leurs besoins mais ils sont souvent surpris de voir comment ils s'en éloignent à l'échelle d'une semaine de sommeil.

Notez qu'en cas de manque chronique de sommeil, profiter des vacances pour augmenter la durée de votre sommeil est une bonne piste : gardez par exemple votre heure de coucher habituelle mais retardez massivement l'heure du lever (bye bye le bon pain frais les premiers jours de vacances…).

### *Adaptez vos horaires de lever et de coucher au rythme de votre horloge interne*

Notre vie moderne active a tendance à bouleverser nos horloges internes. Notre questionnaire va vous aider à connaître facilement votre chronotype. Même si la majorité d'entre nous sait spontanément s'il est plutôt du soir ou du matin, un petit check-up ne fait pas de mal, surtout si on doit ajuster la durée de son sommeil à ses horaires de lever.

Un petit indice : si vous décalez de deux heures ou plus vos horaires de lever et de coucher pendant les vacances, il y a fort à parier que vous soyez franchement du soir, et donc exposé au risque de jet-lag social dont nous avons parlé plus haut. Il y aura sans doute un gros travail à faire pour accorder vos horaires à la durée de votre sommeil.

### *Mettez de la flexibilité dans vos rythmes*

La caractéristique première du vieillissement est la perte de souplesse musculaire et articulaire, mais aussi cérébrale. La capacité d'adaptation à l'environnement est l'une des clés de survie des espèces et ce principe s'applique aussi au sommeil : les rythmes sociaux, la durée des trajets et les contraintes professionnelles font que nous sommes de moins en moins calés sur un rythme identique de lever et de coucher.

En pratique, il peut être utile de tester votre flexibilité en matière d'horloge biologique. Êtes-vous sensible au jet-lag même pour un décalage horaire de seulement deux ou trois heures ? Comment vous sentez-vous lors du changement heure d'été/heure d'hiver ? Avez-vous un mal fou à vous endormir plus tôt le dimanche soir après un week-end festif ? Si vous devez avancer votre heure de lever de deux heures en anticipant un peu votre coucher, comment vous sentez-vous le lendemain matin après le premier café ? Si vous pensez qu'il faudrait vous injecter un deuxième double espresso par intraveineuse, vous êtes probablement rigide et il vous faudra jouer sur l'exposition lumineuse et les rythmes sociaux pour booster la flexibilité de vos rythmes.

### Pourquoi certaines infirmières s'adaptent plus facilement aux changements de rythme de travail ?

Le travail posté est une contrainte inhérente aux métiers médicaux et les infirmières sont particulièrement confrontées au travail de jour comme de nuit. Le docteur Quera-Salva s'est interrogée sur les mécanismes protecteurs qui pourraient expliquer biologiquement les capacités de certaines infirmières à travailler jour et nuit[82]. Elle a sélectionné au sein de l'Assistance publique des hôpitaux de Paris 40 infirmières d'une trentaine d'années, 20 travaillant de jour et 20 travaillant de nuit, avec des rotations rapides des cycles veille/sommeil entre les jours de travail et les jours de repos (deux jours travaillés, deux jours de repos, etc.). Quinze jours avant l'étude, les infirmières ont complété un agenda de sommeil et se sont entraînées à faire des tests de mémoire et de temps de réaction. Pendant les deux semaines suivant l'étude, on a mesuré leur rythme veille/sommeil ainsi que leur dosage urinaire de la mélatonine. Les infirmières de jour ont conservé les mêmes performances au travail, alors que les infirmières de nuit ont vu leurs performances nocturnes chuter. L'analyse de la courbe de production de la mélatonine a montré que la majorité des infirmières de nuit avaient un pic de mélatonine à 7 h 18 du matin, soit bien plus tard que celles de jour. Quelques infirmières étaient néanmoins capables de varier rapidement leur production de mélatonine en fonction du travail de nuit ou des jours de repos. L'analyse des performances a confirmé que ces infirmières de nuit qui modifient leur production de mélatonine conservaient d'excellentes performances de jour comme de nuit. Malheureusement, seul un nombre limité d'infirmières de l'échantillon possédait cette capacité à décaler leur rythme…

Une fois que vous aurez rempli, pendant au moins dix jours, votre agenda de sommeil en fin de ce livre ou sur l'application « Mon agenda de sommeil » du Pr Philip dont nous avons parlé, vous serez en mesure de connaître votre durée de sommeil par 24 heures et son efficacité pour savoir dans quelle catégorie vous vous trouvez. Voici des solutions pour améliorer de façon personnalisée votre sommeil en fonction de vos résultats.

**Je dors trop, que faire ?**

La somnolence excessive est une cause majeure de fatigue sans que le sommeil soit clairement identifié comme en étant l'origine. Il faut se rappeler que lorsqu'on est fatigué, on se repose mais on ne s'endort pas, et si vous devez lutter dans la journée contre des épisodes de somnolence sévère (au volant, en réunion, lors d'un travail nécessitant de la concentration), alors il faut absolument faire un bilan de sommeil nocturne.

Bill Dement et Mary Carskadon ont mis au point dans les années 1980-1990 un test électroencéphalographique pour mesurer le niveau d'éveil qui indiqua que, même en dehors de toute privation de sommeil, on pouvait s'endormir si on était couché dans un lit et plongé dans le noir[83]. Il fallut donc affiner ce concept de somnolence et des échelles comportementales de mesure de la somnolence ont vu le jour comme celle d'Epworth (page suivante). Cette échelle évalue votre somnolence dans différentes situations afin de mieux appréhender votre problème : s'endormir au volant ou au cours d'une conversation est beaucoup plus préoccupant que ressentir un simple coup de barre en lisant un livre ou au théâtre si la pièce vous ennuie.

En vous évaluant, il vous faudra explorer toutes les dimensions liées à cette somnolence. Si vous sentez vos performances intellectuelles diminuer au fil de la journée et que vous souffrez d'une fatigue intense – comme le rapportent nombre d'insomniaques –, il faudra vérifier que vous vous endormez réellement, et non que vous êtes simplement en train de vous reposer sans dormir pour autant. Pour répondre à cette question, faire une bonne sieste quand se présente cette somnolence vous donnera une réponse rapide et claire : si en quinze minutes vous tombez dans un profond sommeil et que vous vous réveillez vraiment reposé, vous êtes sûrement somnolent, si au contraire il vous est impossible de vous endormir, il est sans doute question d'autre chose.

Vous pouvez vous faire une idée de l'intensité de votre somnolence en complétant l'échelle d'Epworth ci-dessous : si vous êtes au-dessus de 11, vous avez sans doute un problème de somnolence régulière ; à partir de 16, alerte rouge, je vous recommande de consulter.

## ÉCHELLE DE SOMNOLENCE D'EPWORTH

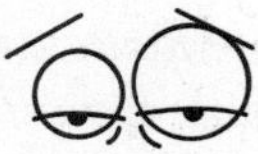

**Instructions :**

**Vous arrive-t-il de somnoler ou de vous endormir – et pas seulement de vous sentir fatigué – dans les situations suivantes ?**

Cette question s'adresse à votre vie dans les mois derniers.
Même si vous ne vous êtes pas trouvé récemment dans l'une des situations suivantes, essayez de vous représenter comment elle aurait pu vous affecter.

Choisissez dans l'échelle suivante le nombre le plus approprié à chaque situation

**0 : ne somnolerait jamais** **2 : chance moyenne de s'endormir**
**1 : faible chance de s'endormir** **3 : forte chance de s'endormir**

| | | | | |
|---|---|---|---|---|
| **1.** Assis en train de lire | **0** | **1** | **2** | **3** |
| **2.** En train de regarder la télévision | **0** | **1** | **2** | **3** |
| **3.** Assis, inactif, dans un endroit public (au cinéma, en réunion, etc.) | **0** | **1** | **2** | **3** |
| **4.** Passager dans une voiture roulant pendant une heure sans s'arrêter | **0** | **1** | **2** | **3** |
| **5.** Allongé l'après-midi pour se reposer quand les circonstances le permettent | **0** | **1** | **2** | **3** |
| **6.** Assis en train de parler à quelqu'un | **0** | **1** | **2** | **3** |
| **7.** Assis calmement après un repas sans alcool | **0** | **1** | **2** | **3** |
| **8.** Dans une voiture immobilisée quelques minutes dans un encombrement | **0** | **1** | **2** | **3** |
| **TOTAL** | | | | |

**0 à 11 :** absence de somnolence
**11 à 16 :** somnolence modérée à sévère
**au-dessus de 16 :** somnolence très sévère

*Ma durée de sommeil est supérieure à onze heures par jour*

Votre durée de sommeil est supérieure à onze heures par jour depuis dix jours et votre efficacité de sommeil supérieure à 85 % (cf. le résultat de votre agenda papier ou de l'application) : il est possible que vous souffriez d'une maladie de type somnolence diurne excessive d'origine neurologique, une consultation avec un spécialiste du sommeil aidera à démêler le problème.

*Ma durée de sommeil est normale mais je me réveille la nuit*

Votre durée de sommeil est normale (entre sept et neuf heures), vous avez noté des éveils nocturnes mais vous réussissez à vous rendormir sans trop de problèmes, votre efficacité de sommeil est légèrement abaissée (75 à 80 %) : il faut vous demander si des ronflements, des mouvements anormaux ou des douleurs nocturnes ne fragmentent pas votre sommeil. Une consultation et un enregistrement de sommeil vous aideront à y voir plus clair.

*Ma durée de sommeil est réduite mais je tombe de sommeil*

Votre durée de sommeil est réduite (moins de sept heures par nuit, sept nuits par semaine), votre efficacité de sommeil très augmentée (90 %, dès que je me mets au lit je m'endors), et vous pouvez dormir jusqu'à trois heures de plus par nuit pendant le week-end : il y a fort à parier que vous manquiez de sommeil. Premiers conseils, limitez vos addictions à Facebook, Snapchat, WhatsApp, Netflix et autres Tinder ; exit le *morning miracle* qui supprime deux heures de sommeil chaque matin pour méditer : tout cela risque de vous priver totalement de sommeil ou de vous rendre accro à la caféine en moins de quinze jours.

Je vous recommande de passer à un régime de 8 heures et demie de temps passé au lit par nuit et d'étudier l'effet sur votre niveau d'éveil dans la journée. Il est possible que vous ayez un peu de mal à vous endormir, au début, car vous êtes programmé sur le mode « sommeil court », mais vous allez vous rééduquer petit à petit.

À partir de 21 heures, arrêtez les stimulations intellectuelles de type télévision, séries sur Netflix ou réseaux sociaux, privilégiez la lecture d'un livre, assis au calme avec une faible exposition lumineuse. Si vous vous sentez comme une pile électrique, vous pouvez faire des exercices de relaxation et de stretching (respiration contrôlée et étirements). Il existe sur internet une multitude de programmes de relaxation disponibles.

Maintenez un horaire de lever régulier, y compris le week-end, en le variant d'une heure maximum. Si vous n'avez aucun problème d'endormissement mais qu'il vous est difficile d'augmenter votre période nocturne de sommeil de plus d'une heure et demie, vous pouvez tester une courte sieste (vingt minutes maximum) après le déjeuner.

Il est primordial de maintenir ces consignes sur trois ou quatre semaines minimum et non sur quelques jours seulement. En effet, une étude a clairement montré qu'il fallait plusieurs semaines pour que votre production d'insuline revienne à la normale et que vous réduisiez votre risque métabolique induit par le manque de sommeil. En normalisant durablement la production d'insuline, on obtient une baisse du risque d'obésité[84], comme cela a été constaté chez les sujets prédiabétiques.

## Je ne dors pas assez, que faire ?

On rentre ici de plain-pied dans le royaume des insomniaques et il faut d'abord essayer de préciser le problème.

### *Je dors moins de six heures par nuit et j'ai du mal à m'endormir*

Si vous dormez moins de six heures par nuit sur dix jours, que votre efficacité de sommeil est à moins de 80 %, et que votre problème se situe principalement à l'endormissement, l'objectif numéro un est de diminuer la pression d'éveil en fin de journée pour faciliter l'entrée vers le sommeil. Pour cela, limitez les activités stimulantes quatre heures avant le coucher (sport, télévision, réseaux sociaux) afin de privilégier un « tunnel zen » d'entrée dans le sommeil. L'idéal est de se livrer à des activités routinières, voire rituelles, pour préparer l'endormissement : ranger des papiers, préparer ses affaires et sa tenue pour le lendemain, faire un peu de ménage (si cela vous détend !).

Je vais sûrement en étonner plus d'un, mais ne vous mettez surtout pas au lit avec un bon livre ou devant une série ou un film : le lit sert à dormir et à prendre du bon temps avec son partenaire. Tout le reste se fait hors de la chambre à coucher : on ne rentre dans la chambre que lorsqu'on a sommeil.

La recette d'une bonne nuit repose également sur l'augmentation de la pression de sommeil (la fameuse pression homéostatique décrite précédemment). C'est elle qui entraîne un pourcentage plus élevé de sommeil lent profond dès le début de nuit. Il suffit pour cela de réduire votre durée de temps passé au lit à 6 heures et demie, par exemple, en conservant un réveil matinal identique chaque jour de la semaine (y compris le week-end). Voilà une bonne occasion de rapporter de l'épicerie des fruits frais pour le petit déjeuner : n'hésitez pas à faire le trajet à vélo pour envoyer un signal physique de réveil matinal. Souvenez-vous de notre image de bouteille de vin à moitié remplie d'eau et son goût dilué : ici, on supprime de l'eau en réduisant le temps passé au lit pour augmenter le « goût du sommeil ». On oublie pour le moment la durée totale attendue du sommeil (49 heures soit 7 heures par nuit pendant 7 jours). On se concentre plutôt sur la capacité à pouvoir se rendormir « naturellement ». On verra ensuite comment ajuster le tir quand on commencera à reprendre le contrôle de son sommeil.

Petite astuce complémentaire : utilisez la technique des pieds chauds pour faciliter votre endormissement. Enfilez des chaussettes un peu épaisses et confortables (des chaussettes de tennis, par exemple) pour maintenir vos pieds au chaud au moment de vous coucher. Vous pouvez laisser les pieds dedans ou hors du lit selon vos habitudes. Pour un effet pieds chauds garanti, laissez vos pieds au frais dans les deux heures avant le coucher. Et si vous ne supportez pas l'idée de mettre vos pieds au chaud, vous pouvez tester sur les mains, avec des gants en laine, ou sur la tête en portant un bonnet (les oreilles diffusent plutôt bien la chaleur).

### *Je dors moins de six heures par nuit et je souffre d'éveils nocturnes*

Si vous dormez moins de six heures par nuit sur dix jours, que votre efficacité de sommeil est à moins de 80 % (cf. le calcul avec l'agenda de sommeil), et que votre problème se situe principalement dans des éveils nocturnes, commencez par vérifier que vous ne ronflez pas, que vous ne gigotez pas pendant la nuit ou que des douleurs ne vous réveillent pas avant de continuer la lecture de ce chapitre. Si tel est le cas, direction la clinique du sommeil.

Si ce n'est pas le cas, une bonne stratégie repose sur le « *stimulus-control* », une technique inventée dans les années 1970 par monsieur Boutzin[85] qui consiste à sortir du lit si on se réveille plus de quinze minutes la nuit. Toutefois, ne gardez pas l'œil rivé sur la pendule toute la nuit, vous risquez de devenir fou. Cette technique présente deux vertus : elle permet de vous assurer qu'effectivement vous ne vous rendormez pas sans vous en rendre compte (insomnie subjective) et elle réduit votre temps passé au lit pour concentrer votre sommeil. Associée à un lever à horaire strict, cette technique a fait ses preuves ; elle permet aussi de réduire l'anxiété ressentie lors des éveils nocturnes.

Il est important de vous sortir de la tête que tout le monde a absolument besoin de huit heures de sommeil par nuit. Si vous êtes tout à fait éveillé dans la journée, vous êtes sur la bonne voie : c'est le début de la guérison ! Souvent, à la suite d'une maladie ou simplement en vieillissant, nos besoins changent, et pourtant on reste bloqué sur le mythe du sommeil de nos 20 ans : il faut faire preuve de souplesse et modifier le temps passé au lit pour tester ses besoins réels. Je dis souvent à mes patients que des milliers de gens rêvent de dormir deux heures de moins par nuit : avec mes conseils, je vous propose de gagner une demi-heure à une heure de veille par jour ! De quoi se plaint-on ?

Petite astuce d'hygiène de sommeil spéciale insomniaques : pour aider votre température corporelle à plonger pendant la nuit – condition *sine qua non*, je vous le rappelle, d'un bon sommeil –, prenez un bain tiède, presque frais, durant vingt minutes (pourquoi pas avec un bon livre), avant de vous coucher, pour refroidir davantage votre corps. Si vous aimez ça, vous pouvez prendre une douche tiède, voire fraîche, pendant dix minutes au moins, pour refroidir votre corps, mais surtout pas de douche chaude. Enfin, vérifiez bien la température de votre chambre, il doit y faire 17 °C maximum. N'hésitez pas à dormir la fenêtre ouverte si le calme extérieur le permet, et l'idéal est de dormir sous un drap, en T-shirt et chaussettes, par exemple. Et pour perdre quelques degrés au cours de la nuit, vous pouvez dormir très peu couvert.

### *Je dors entre sept et neuf heures par nuit mais je mets des heures à m'endormir*

Si vous dormez entre sept et neuf heures par nuit sur dix jours, que votre efficacité de sommeil est à plus de 80 %, et que votre problème se situe principalement à l'endormissement qui peut durer des heures, vous êtes face à un problème de calage de rythme avec un retard de phase. Il faut donc mettre de votre côté tous les moyens pour remonter l'horloge : agir sur l'exposition à la lumière, les activités sociales et l'activité physique.

Votre premier ennemi est la lumière. Il faut inverser l'exposition lumineuse en portant des lunettes de soleil (type yeux de mouche ou lunettes de glacier, qui cachent le côté des yeux), le soir dès 17 heures, surtout l'été quand les jours durent longtemps, et, à l'inverse, vous exposer au soleil dès le réveil. L'hiver, vous pouvez remplacer le soleil naturel par des lampes de photothérapie (prévoir un budget d'environ 200 euros, mais c'est vraiment efficace). Vous pouvez aussi modifier l'éclairage de votre domicile avec des ampoules dépourvues de lumière bleue pour agir sur le décalage nocturne ; sachez qu'un simple halogène de 500 watts peut décaler votre rythme. Pour limiter la lumière des écrans (télévision, smartphone, etc.), vous pouvez mettre un filtre de lumière bleue sur votre ordinateur et surtout limiter votre exposition aux écrans le soir.

La privation de lumière le soir marche presque autant que l'exposition à la lumière le matin. Et ça fonctionne en sens inverse si on s'expose à la lumière le soir et qu'on met des lunettes noires le matin : une astuce indispensable avant un voyage à New York, par exemple !

L'activité sociale pèse également sur notre horloge interne et il faut vraiment la moduler en réduisant significativement les contacts sociaux et les activités intellectuelles et professionnelles après 19 heures ou 20 heures au plus tard. Si vous craignez de perdre vos amis, n'hésitez pas à caler vos échanges sur WhatsApp ou Facebook le matin : une bonne dose de lumière au réveil vous donnera un coup de fouet pour bien démarrer la journée !

L'activité physique matinale joue également sur l'avance de phase : attaquez la journée par une séance de marche, de footing ou de stretching. Surtout, ne pratiquez plus de sport le soir, même à 17 heures. Seule la gym légère est tolérée en milieu d'après-midi. À négocier avec votre employeur ou à programmer exclusivement le week-end.

Petite astuce : le soir, vous pouvez siroter une tisane à base de valériane, cela agira en complément des autres mesures sur la profondeur de votre endormissement et votre phase de sommeil. Cette recommandation fonctionne aussi pour les autres types d'insomnies, même si elle ne peut pas être utilisée seule en raison de son efficacité modérée.

*Les écrans, ennemis du sommeil*

Le développement des réseaux sociaux augmente notre utilisation des écrans dans des plages horaires qui dépassent largement le cadre de notre présence au bureau ; un phénomène en rapport direct avec l'explosion de l'usage des smartphones, dont l'existence remonte à moins de vingt ans. Dans ce contexte, il faut considérer le problème sous un angle quantitatif (combien d'heures j'utilise chaque jour mon smartphone) mais aussi chronobiologique (jusqu'à quelle heure je reste derrière un écran).

Ces toutes dernières années, une prise de conscience de cette dépendance numérique a vu le jour et les campagnes de détox d'utilisation intensive de matériel informatique se sont multipliées. Mais pour l'heure, ce sont surtout les constructeurs de smartphones qui sont à la pointe du sujet en ajoutant des compteurs d'utilisation qui renseignent les usagers sur le temps qu'ils passent sur leurs appareils.

Le cabinet eMarketer a réalisé une étude en avril 2019 détaillant le temps que nous passerons bientôt devant nos différents écrans : la télévision perdrait progressivement du terrain (3 h 58 par jour en 2019 contre 3 h 54 en 2020) au bénéfice du smartphone (2 h 33 vs 2 h 38 sur la même période) ; ordinateurs et tablettes resteraient stables avec respectivement 2 heures et 1 h 30 d'utilisation par jour. Cette analyse prouve que, malgré l'émergence de mastodontes comme Netflix, Disney Channel ou Amazon et leurs vidéos à la demande à toute heure du jour et de la nuit, films et séries télé ne connaissent pas le même engouement que celui des réseaux sociaux, principalement visionnés sur les smartphones.

Sur le plan quantitatif, le message à retenir en priorité, c'est qu'il faut absolument calmer le jeu sur les smartphones. À l'aide de leurs compteurs horaires, ils vous renseignent sur le temps passé sur les réseaux sociaux, les jeux et les séries : vérifiez votre consommation quotidienne. Le temps d'utilisation des outils numériques pour votre travail est aussi un bon marqueur de votre saturation professionnelle : pas d'écrans professionnels le dimanche et idéalement uniquement le samedi matin si vous ne pouvez pas faire autrement. Cela vous laisse quand même un bon réservoir de repos pour vous régénérer. Sachez aussi que le contenu des sites peut augmenter significativement votre anxiété comme cela a été le cas durant la crise du coronavirus, il faut donc aussi vous protéger émotionnellement si vous avez un sommeil fragile.

Le volet chronobiologique, quant à lui, va jouer principalement sur l'utilisation matinale et tardive des écrans. De plus en plus d'utilisateurs consultent leurs mails « non urgents » le soir, ce qui peut activer leur niveau d'anxiété et renforcer les troubles insomniaques. Attendre la fin de la journée, quand on est « enfin tranquille » le soir, chez soi, après dîner est une mauvaise idée. La bonne stratégie est de traiter le matin son courrier non lu la veille : laisser passer une nuit n'a que peu d'effet sur le cours de la vie professionnelle mais vous donnera plus d'efficacité pour vous débarrasser de ce fardeau moderne. Réservez plutôt la fin de journée ou le début de soirée pour planifier votre agenda et votre prochaine journée de travail : au pire, vous saurez quel mail urgent vous aurez à traiter le lendemain et vous serez serein pour une bonne nuit de sommeil.

Une fois la journée passée, on peut facilement être tenté d'allumer un écran pour se divertir. Une règle à respecter : maximum deux épisodes de votre série favorite dans la soirée ou un bon film sauront vous distraire sans rogner sur vos heures de sommeil. Si vous êtes prédisposé aux insomnies, il est déterminant de ne pas visionner les épisodes allongé sous la couette, mais plutôt assis dans votre salon : je vous rappelle que la position corporelle influe sur la latence d'endormissement et passer de l'état assis à l'état couché envoie un signal fort d'endormissement pour votre corps. Le lit ne doit être utilisé que pour dormir ou éventuellement faire des galipettes – en aucun cas pour faire usage des écrans ou même des livres.

Sachez que les nouveaux écrans diffusent une quantité importante de lumière bleue, nocive pour l'organisme en soirée, car elle a tendance à retarder l'horloge biologique et créer des insomnies. À l'inverse, prendre un gros shoot de lumière bleue le matin, en particulier l'hiver quand le jour tarde à poindre, vous donnera un signal fort synchroniseur.

Petit détail qui a son importance : ce n'est pas la lumière bleue le problème, mais plutôt l'heure à laquelle on l'utilise. Certains opticiens vendent des lunettes antilumière bleue que le grand public porte toute la journée au travail. C'est une mauvaise idée : ces lunettes doivent se porter exclusivement en soirée – à l'exception des gens du matin qui souffrent de réveils trop précoces, ce qui représente une infime minorité de la population.

Un allié de poids rejoint depuis peu le mouvement « détox du numérique » : les lobbys écologiques, qui soulignent la facture énergivore colossale de l'internet *via* les envois groupés de messages mais aussi les téléchargements importants de séries télé… On peut se convaincre de réduire sa consommation d'écrans en pensant à la facture énergétique : mieux dormir pour sauver la planète… c'est un bon slogan, non ?

**Le sommeil des tribus australiennes et d'Amérique**

On a cru pendant longtemps que le sommeil était influencé par l'exposition à l'éclairage électrique, le bon sens considérant que grâce à l'électricité, les contacts sociaux s'étaient renforcés et le coucher différé. Une autre hypothèse

estimait que le réveil matinal avancé en période hivernale pouvait conduire au phénomène de jet-lag social… Il n'en est rien !
Une étude portant sur un petit nombre d'individus vivant dans des tribus isolées en Australie et en Amérique du Sud met aujourd'hui à mal ces considérations pour trois raisons[86]. Premièrement, ces personnes dorment entre cinq et sept heures par nuit, avec une heure en plus pendant l'été. Deuxièmement, la sieste est une pratique limitée (7 % d'adeptes en hiver et 22 % en été). Troisièmement, si ni l'endormissement ni l'éveil ne sont conditionnés par la lumière, le rythme thermique semble jouer un rôle plus important pour gérer le sommeil. En effet, le principal constat est que ces populations indigènes cherchent l'ombre à partir de midi, quelle que soit la latitude, certainement pour une meilleure thermorégulation et parce que la courbe de température influe directement sur les horaires de lever et de coucher. Enfin, ils ignorent pratiquement les éveils nocturnes et le concept d'insomnie leur est étranger. En Europe, 20 % de la population est insomniaque ; dans ces tribus, moins de 2 % ! D'autres études méritent d'être conduites pour confirmer ces résultats, mais il est intéressant de comparer les types de sommeil en fonction du mode de vie…

### *Mon sommeil, je m'en fiche : ce n'est pas si grave si je dors mal !*

Après avoir lu toutes ces recommandations, vous vous dites peut-être qu'elles sont trop difficiles à mettre en œuvre et que ce livre ferait un bon allume-feu pour votre prochain barbecue… idée qui ne serait pas pour déplaire à mes éditrices à condition que vous en rachetiez un exemplaire quand vous recommencerez à mal dormir – ce qui risque fort d'arriver, croyez-moi, si vous ne faites rien pour changer ou améliorer votre hygiène de sommeil.

En matière de santé, avoir une hygiène de sommeil est indispensable. Comme pour une remise en forme, retrouver le sommeil est important pour notre corps. Et cela demande un effort, en effet, mais comme disent les Américains : *no pain no gain*, on n'a rien sans rien. Cependant, un nombre considérable de Français se réveillent régulièrement la nuit et ne consultent jamais dans un centre de sommeil parce qu'ils utilisent la technique dite du « je m'en fous de mon sommeil ».

Si vous êtes adepte de cette technique, l'enjeu est de savoir si cela vous convient : en méprisant vos symptômes, est-ce que vous améliorez votre qualité de sommeil ? Dans de nombreux cas, cela marche plutôt pas mal car avec une bonne régularité d'horaires de lever et une durée à peu près contrôlée de temps passé au lit, on se rétablit bien.

La tolérance au mauvais sommeil est liée à l'état psychologique : un peu comme on grignote ou qu'on perd du poids lorsqu'on traverse une période difficile. On a souvent tendance à augmenter ou diminuer sa durée de sommeil en cas de soucis. Si on veut calculer efficacement ses besoins de sommeil, mieux vaut le faire en période de vacances…

Si vous êtes vraiment fâché avec votre sommeil, offrez-vous une semaine de « je m'en fous de mon sommeil », en faisant un break dans un endroit calme. Vous pourrez vous lever tôt chaque matin pour faire les activités qui vous plaisent, ainsi le coucher, relativement tardif, viendra naturellement avec le sommeil qui suit une longue journée d'activité physique, le tout associé à une grosse chute de l'amplitude thermique corporelle en fin de journée et début de soirée (grâce à de longues baignades en piscine ou en mer ou à des bains tièdes en fin de soirée). Si vous vous réveillez la nuit, relisez l'almanach Vermot (si, si, ça existe encore) ou un vieux catalogue de la manufacture d'armes de Saint-Étienne : c'est particulièrement efficace pour vous donner envie de vous remettre au lit !

Si malgré tout cela votre insomnie reste « douloureuse » et que vous ressentez une grande fatigue dans la journée, il faudra probablement consulter. Mais ce livre vous aura au moins permis de prendre conscience que, finalement, vous ne vous fichez pas tant que ça de votre sommeil et qu'il est temps de le prendre en main sérieusement.

### Les rituels pour retrouver le sommeil à long terme

Quel que soit votre profil d'insomniaque, commencez par vous évaluer sur sept nuits minimum, et même si c'est difficile, plutôt que de garder en mémoire la pire des nuits, souvenez-vous de celle où vous avez le mieux dormi, et dites-vous que l'objectif c'est de faire deux nuits comme celle-là la semaine suivante. Si votre corps vous a permis de dormir une nuit de cinq, six ou sept heures, cela signifie que la machine n'est pas totalement cassée. Il reste à ajuster les boutons pour optimiser les réglages : en voici quelques-uns sous forme de rituels à mettre en place pour dire adieu à l'anxiété.

Environ six heures avant de dormir, testez des techniques qui aident à entrer dans le « tunnel zen » dès la fin d'après-midi : pratiquez un exercice physique agréable et pas trop difficile comme vingt minutes de stretching ou trente minutes de marche ou de footing léger, voire une partie de pétanque. Cela vous videra la tête avant d'attaquer le dîner. Évitez la lumière extérieure en portant un chapeau et des lunettes de glacier. N'ayez pas honte, au pire on vous prendra pour une star !

Adaptez vos repas du soir en privilégiant les sucres lents (pâtes ou riz) et des fruits type kiwis ou cerises, à consommer frais quand la saison le permet, et sinon en compote ou en jus. Vous pouvez vous servir un verre de vin ou fumer une cigarette, si c'est votre plaisir, mais pas davantage, sous peine de fragmenter votre sommeil.

Ne négligez pas votre tenue de nuit : testez différentes solutions combinant confort et faible chaleur, variez les vêtements en fonction des saisons (c'est agréable de retrouver son pyjama douillet à l'entrée de l'hiver). Si vous vivez dans une maison, cherchez à vous installer dans la chambre la plus calme et la plus fraîche, changer d'environnement peut aider à repartir du bon pied. Si vous vivez dans un espace plus réduit, vous pouvez peut-être changer de matelas, leur durée de vie est de cinq ans maximum et la literie est souvent un point qu'on néglige.

Si à 23 heures vous n'avez toujours pas sommeil, n'hésitez pas à exécuter des tâches rébarbatives qui vous feront gagner du temps le lendemain : vider le lave-vaisselle, plier les draps, mettre un peu d'ordre dans ses papiers…

Si un soir vous avez envie d'une sortie au cinéma ou de réviser la dernière version illustrée du Kamasutra, allez-y de bon cœur, une heure de sommeil en moins ce n'est pas bien grave si c'est pour passer un bon moment. Mais attention, le lendemain matin, réveillez-vous à la même heure et obligez-vous à une sortie du lit instantanée !

Le matin, après une douche chaude pendant au moins trois minutes (pour monter en température votre corps progressivement), fixez-vous un objectif ou un rituel : aller acheter le pain ou le journal, prendre un café hors de chez vous. Idéalement, préparez la veille des affaires légères pour sortir du lit et descendre directement dans la rue (jogging et autres leggins sont les bienvenus). Si vous vivez loin de toute civilisation ou dans un quartier hostile, ouvrez au moins la fenêtre et faites cinq minutes de stretching, d'abdos ou de pompes pour faire monter votre pression sanguine doucement. Au début, c'est un peu contraignant, mais on s'y habitue assez facilement. La radio peut aider à vous réveiller en douceur. Variez les plaisirs en changeant d'activité chaque matin, vous tiendrez plus longtemps !

## Mon sommeil n'est plus réparateur, que faire ?

Parfois, sans être insomniaque à proprement parler, on est pourtant fâché avec la qualité de son sommeil. Le principal problème n'est alors pas la durée du sommeil mais son efficacité : dans votre agenda de sommeil, vous comptabilisez entre sept et neuf heures de sommeil par nuit mais votre efficacité de sommeil plafonne à 75 ou 80 %.

*Un problème organique m'empêche de dormir*

Que vous soyez un homme ou une femme, vérifiez bien que vous ne respirez pas bruyamment la nuit (même sans ronfler à proprement parler) et que vous n'avez pas la bouche sèche au réveil. Si tel est le cas, un décongestionnant nasal ou du sérum physiologique dans les narines avant de vous coucher peuvent améliorer votre respiration nocturne. Si cela ne suffit pas et que votre conjoint se plaint de vos ronflements, vous pouvez coudre une balle de tennis sur votre pyjama, dans le dos, au niveau des omoplates. Cette solution vous permettra de réduire le temps passé à dormir sur le dos et le risque d'obstruer vos voies aériennes supérieures. Si vous êtes fâché avec la couture, il existe en pharmacie des dispositifs qui font le même effet pour une cinquantaine d'euros. Et si vous êtes en surcharge pondérale, sachez que perdre quelques kilos aide également à améliorer votre sommeil. Remettez-vous sérieusement au sport et voyez l'effet sur votre sommeil.

*Mon hygiène de vie est inadaptée*

Commencez par vérifier votre hygiène alimentaire. Pas de thé, de café ni de sodas, mais pas non plus de chocolat noir : quatre carrés de chocolat peuvent contenir presque autant de caféine qu'un espresso ! Évitez les repas lourds qui échauffent le foie tout comme l'alcool, qui fragmente le sommeil en deuxième partie de nuit et qui a tendance à diminuer le sommeil lent profond. L'hygiène du sommeil rentre dans une dynamique plus globale qui va influer sur la qualité de vie, les addictions et l'état de santé en général.

On a dit qu'on pouvait fumer une cigarette de temps en temps, mais une consommation de nicotine régulière et élevée peut altérer le sommeil. En effet, certaines personnes très dépendantes du tabac vont jusqu'à se réveiller la nuit pour fumer ou vont ressentir le besoin de fumer leur première cigarette avant même de sortir du lit… Si vous décidez d'arrêter de fumer, vous devez savoir que le sevrage entraîne de l'anxiété et une insomnie consécutive. On oublie trop souvent, lorsque l'on arrête de fumer, de mettre en place un programme d'hygiène de sommeil pour combattre ces effets du sevrage ; ce livre pourra vous aider si vous envisagez d'arrêter de fumer. La situation est pire pour le cannabis, qui est largement utilisé comme inducteur du sommeil (effet sédatif et anxiolytique reconnu du THC) et qui, en prise régulière, peut provoquer des altérations très sévères du sommeil[87].

**Tabac et sommeil ne font pas bon ménage**

Le tabac, psychostimulant reconnu, favorise la concentration et aussi, dans une certaine mesure, l'éveil. De façon générale, on est tous d'accord pour dire que moins on fume mieux on se porte, mais un nombre important de personnes souffrent d'addiction et ont du mal à se sevrer. Dans ce cadre, il est important de pouvoir utiliser la nicotine comme relaxant et non comme psychostimulant. Une cigarette le soir peut aider certaines personnes à s'endormir, mais si c'est la cinquième de la soirée, cela aura l'effet strictement inverse…

Sachez que les patchs sont de bons alliés pour se sevrer, mais il faut vérifier que la dose délivrée n'interagit pas avec votre sommeil. La durée d'action est souvent de l'ordre de seize heures : vous pouvez tester l'horaire de retrait du patch en fonction de la qualité de votre sommeil. Le sevrage peut entraîner des troubles du sommeil, d'où les recommandations de retirer le patch au moment du coucher. La réduction des doses, voire des horaires d'application peut être combinée avec les mesures d'hygiène de sommeil.

L'usage de la nicotine comme psychostimulant est un facteur important de risque de troubles du sommeil.

On assiste également à une consommation importante de drogues éveillantes lors des soirées ou des sorties en boîte de nuit dans nos pays où la mode des festivals et des « afters » s'est largement développée. Ces drogues modifient la perception de l'éveil et entraînent des effets rebonds de sommeil associés à une humeur dépressive qui peuvent conduire à des troubles durables du comportement. De surcroît, certains psychostimulants type ecstasy détruisent massivement les neurones à sérotonine, ce qui peut produire des insomnies irréversibles avec un nombre limité de prises (une vingtaine de comprimés). Il y a donc un vrai risque de toxicité cérébrale à prendre ces drogues de synthèse. Il est important de communiquer sur le méfait de ces substances, en particulier chez les jeunes.

Une autre source nocive pour le sommeil, c'est le bruit. On a tendance à penser que l'on s'y habitue, alors que c'est absolument faux[88]. Si le trafic automobile est l'une des principales causes de nuisance, notre logement est exposé à un risque identique (bars, voisinage, métro, tram, etc.). N'hésitez pas à dormir avec des bouchons d'oreille pour tester l'impact du silence sur votre sommeil. Certains de mes patients disent ne plus entendre le bruit dans leur appartement, mais des expériences montrent qu'il existe des micro-éveils nocturnes qui fragmentent le sommeil alors que nous ne percevons pas le bruit[89].

Enfin, les douleurs nocturnes parfois aggravées par une mauvaise literie et une hygiène de sommeil dégradée peuvent conduire à un mauvais sommeil. Vous ne devez en aucun cas vous réveiller en ayant mal au dos ou avec la sensation d'avoir été haché moulu. Si tel est le cas, rendez visite à un kinésithérapeute. Si vous êtes réveillé par des crampes nocturnes, pensez au syndrome des jambes sans repos et si besoin consultez un centre de sommeil. Une étude récente[90] nous apprend également que dans le cadre de syndrome douloureux, l'humeur joue un rôle important sur le sommeil : assurez-vous de ne pas traverser une dépression masquée, qui peut se déclarer par un sommeil non réparateur.

*Café, thé et boissons énergisantes : faites le test du sevrage*

Un nombre non négligeable de Français (entre 10 et 30 %) consomment massivement des produits éveillants pour lutter contre un manque de sommeil (s'ils dorment 6 heures et demie par nuit, par exemple). Leur somnolence ressentie sur l'échelle d'Epworth est relativement modérée, souvent entre 10 et 12, mais une surconsommation de caféine entraîne une fragmentation du sommeil nocturne et la perception d'un sommeil non réparateur.

Si vous êtes dans ce cas, je vous recommande d'arrêter la caféine et de vérifier si la qualité de votre sommeil s'améliore. Il est possible que votre somnolence augmente durant les premiers jours, d'où l'intérêt de réduire progressivement votre consommation de café en allongeant tout doucement le temps passé au lit. Pour chaque tasse de café supprimée, restez par exemple quinze minutes de plus au lit, et ce jusqu'à ce que vous réussissiez à vous lever sans réveil.

Faites également attention à ne pas vous sevrer trop brutalement, cela peut entraîner des migraines carabinées. En effet, le café bloque l'action de l'adénosine au niveau du cerveau, et en cas de sevrage, on constate une nette augmentation de ce vasodilatateur responsable des migraines[91].

Un des problèmes auxquels nous sommes confrontés dans le cadre de l'hygiène du sommeil est l'effet masquant de la caféine sur le manque de sommeil. Le café est majoritairement bu le matin, pour supprimer l'inertie du sommeil liée au passage de l'état sommeil à l'état éveil. Une fois le double express ou le grand bol de thé accompagné de sa tartine avalé, les Français ont tendance à réduire leur consommation en se limitant à un café après le déjeuner. Une part croissante de personnes en dette de sommeil prennent de la caféine pour maintenir leur niveau de concentration et d'éveil au travail. Cela crée petit à petit un état de dépendance qui peut entraîner des syndromes de sevrage si on dépasse les huit tasses par jour… Il convient alors de réduire sa consommation de café pour éviter cette dépendance mais aussi tester son niveau d'éveil.

Je vois souvent en consultation des patients qui confondent nombre de tasses de café et nombre d'heures de sommeil nécessaires, en variant leurs « doses » respectives entre la semaine et le week-end. Dans ce contexte, le corps perd tout repère, jusqu'à ne plus savoir dans quel cycle de restauration du sommeil il doit entrer. Si vous souffrez de somnolence excessive ou d'insomnie, je ne peux que vous recommander, en premier lieu, de remettre votre organisme à zéro en supprimant toute forme de caféine. Les sodas (33 cl/jour) peuvent être acceptés et, si cela vous fait plaisir, vous pouvez continuer à boire deux tasses de café, mais décaféiné – en sachant que le dosage précis en caféine est souvent mal contrôlé.

Il existe d'autres boissons contenant de la caféine, présentées en canettes et baptisées *energy drinks*. Clairement orientées vers la performance – si vous en doutez, goûtez un jour une de ces boissons, cela vous convaincra que l'on ne les consomme pas pour leur saveur mais bien pour leur effet –, ces *energy drinks* font oublier à ceux qui les utilisent à visée sportive que l'hygiène du sommeil est aussi importante que l'hygiène alimentaire. Plusieurs publications récentes dévoilent que les sportifs de haut niveau souffrent de dette massive de sommeil pour suivre leur cursus pédagogique et leur entraînement. Un autre usage bien connu de ces boissons consiste à les mixer avec de l'alcool pour prolonger la nuit. Ces substances ne suppriment en rien l'effet délétère de l'alcool et sont un facteur de risque accidentel : taxi ou transport en commun impératif au sortir de la boîte de nuit…

Le test du sevrage est intéressant à plus d'un titre car il vous renseignera sur votre état de dépendance aux drogues psychostimulantes mais également à votre addiction au travail ou aux soirées – ou aux séries. C'est une bonne façon de réguler l'intensité de sa vie et d'éviter un burn-out prématuré ou un accident de la route au petit matin.

# CHAPITRE 7

## Quatre semaines pour tout changer : le programme « sommeil renforcé »

La crise du coronavirus que nous avons traversée début 2020 nous a montré à quel point le contexte psychosocial peut rapidement bouleverser notre équilibre et nous plonger dans un stress incontrôlable. Les études publiées durant cette période[92] ont prouvé que l'un des premiers symptômes à s'exprimer en tant que marqueur de stress psychosocial est l'insomnie (suivie de l'anxiété, d'une surconsommation de type alcool ou tabac, puis de la dépression).

Nous avons lancé au plus fort de la crise du Covid-19 une application pour aider les Français à gérer leur sommeil en plein confinement. Après avoir analysé les réponses de plus de 1 500 sujets, nous avons pu confirmer que 50 % des personnes qui avaient téléchargé l'application présentaient une insomnie, mais aussi que, grâce aux consignes données par nos agents virtuels, 50 % des personnes retrouvaient un sommeil normal après un programme de 17 jours. C'est en nous appuyant sur ces résultats, ainsi que ceux d'études internationales, que nous avons conçu les conseils que vous trouverez dans ce programme de quatre semaines.

Même si, fort heureusement, l'épidémie de Covid-19 reste un événement exceptionnel, nous sommes tous confrontés, dans notre vie personnelle ou professionnelle, à des périodes où nos habitudes de vie et notre sommeil sont mis à rude épreuve sans y avoir été préparés (nouveau métier, période d'examens, déménagement, voire réorganisation de vie en cas de divorce, etc.).

Pour surmonter au mieux ces difficultés, je vous propose ce programme court de quatre semaines qui vous aidera à restaurer votre sommeil. Il s'appuie sur un constat primordial : l'inflammation de nos organes (en dehors des infections) est un ennemi majeur pour notre forme, la qualité de notre sommeil et notre santé. Pour la réduire efficacement et combattre la fatigue, ce programme qui vise à « renforcer son sommeil » va agir sur trois facteurs prioritaires et interdépendants : l'hygiène du sommeil, l'activité physique et le régime alimentaire. Ces trois domaines seront gérés de façon complémentaire et personnalisée pour s'adapter au mieux à un programme facile et réalisable.

Règle numéro un : pour adhérer au changement, il faut y trouver un bénéfice. Nous vous donnerons quelques éléments de suivi qui vous permettront de mesurer vos progrès au fur et à mesure, ce qui est plus motivant. Nous allons aussi mettre en place des activités visant à réduire votre niveau de stress et vous proposer des moments de détente et de relaxation qui viendront soutenir ce programme anti-inflammatoire. Sachez que plus vous serez en mesure de réaliser des actions, plus grand sera le bénéfice.

Bien sûr, vous compléterez votre agenda hebdomadaire de sommeil (en fin du livre ou sur l'application « Mon agenda de sommeil » du Pr Philip selon votre choix), qui fera le point sur vos actions et vos gains en matière de stress, de fatigue et de qualité de sommeil. Si vous choisissez l'application, il suffit de remplir l'agenda tous les matins et les calculs se feront automatiquement. Durant la crise du Covid-19, mon unité de recherche a mis en ligne une application pour aider les sujets confinés à gérer leur sommeil : compléter cet agenda a ainsi permis à de nombreuses personnes de réduire significativement leur degré de plaintes de sommeil. Le suivi prolongé de cette action montre que le sommeil varie beaucoup d'une nuit à l'autre et explique qu'une moyenne sur une semaine donne souvent de meilleurs résultats qu'une nuit isolée (surtout si elle a été agitée).

Voici comment décomposer chaque semaine, selon vos actions, pour réussir à bâtir votre programme « mon sommeil renforcé » personnalisé. Prenez soin de lire mes recommandations semaine après semaine et non pas d'un seul coup afin de ne pas manquer une étape.

## Semaine 1 : on pose les bases

### *Votre sommeil*

Une semaine avant de débuter le programme, évaluez votre durée moyenne de sommeil et son efficacité. Vous devriez dormir entre 6 heures et demie et 8 heures selon votre âge (de 18 à 80 ans). Votre efficacité de sommeil (le rapport entre la durée de sommeil et le temps passé au lit), si vous êtes âgé de 18 à 60 ans, devrait être de 85 %, après 60 ans, vous pouvez réduire de 5 % tous les dix ans (par exemple, 80 % à 70 ans, 75 % à 80 ans).

Pensez à bien aérer la chambre avant de vous coucher ; une température de 18 °C maximum est le garant d'un bon sommeil. Portez des vêtements confortables et légers pour dormir, et ajoutez une paire de chaussettes si vos pieds sont très froids lors du coucher.

Lorsque vous commencez le programme, gardez le même horaire de lever chaque jour (y compris le week-end) et réglez votre temps passé au lit à sept heures maximum. Cela a pour objectif de densifier votre sommeil en renforçant le sommeil lent profond et en réduisant les éveils intra-nocturnes. Si vous dormez moins de sept heures par nuit, réglez votre temps passé au lit sur le temps estimé de sommeil. C'est-à-dire que vous n'allez au lit que pour dormir et vous vous levez dès que vous êtes reveillé. Attention : ne passez pas sous la barre des six heures au risque de vous mettre sévèrement en manque de sommeil et de vous rendre somnolent. Évitez aussi les activités qui pourraient vous mettre en danger (comme somnoler au volant). J'ai publié de nombreuses études qui montrent que le risque accidentel est souvent lié à une privation de sommeil. Il faut alors adapter votre durée à vos besoins. Pour vous déplacer, privilégiez la marche ou le vélo (cela permet également de réaliser votre activité physique), voire les transports en commun, pour ne pas avoir à conduire.

### *Votre activité physique*

Pour mieux quantifier votre activité, utilisez un podomètre (vous en trouverez autour de 15 euros dans les magasins de sport) et fixez-vous un objectif minimum de 10 000 pas par jour. Si vous pouvez en faire plus, ne vous privez pas ! Maintenant que vous avez défini un horaire de lever strict et régulier, vous allez pouvoir mettre en place une routine quotidienne. Tous les matins, faites quinze minutes minimum d'étirements : vous trouverez ici quelques exemples mais les programmes accessibles sur internet sont nombreux, choisissez le plus adapté à votre âge.

Essayez autant que possible de vous rendre sur votre lieu de travail à pied ou à vélo ; à plusieurs, cela peut vous motiver. Si vous prenez le bus ou le métro, descendez quatre arrêts avant votre destination. Si vous venez en voiture, garez-vous sur un parking relais et faites le reste du chemin en marchant, cela vous évitera le stress des bouchons du centre-ville. Si vous ne pouvez pas changer vos habitudes de trajet, faites vingt minutes de marche pendant votre pause déjeuner. L'idéal est de maintenir un niveau d'activité physique réparti sur la journée. N'hésitez pas aussi à modifier votre rythme de travail en allant marcher quelques minutes pour rompre les situations stressantes.

Pesez-vous en début de semaine 1 et mesurez votre tour de ventre au niveau du nombril. Si votre poids est normal (indice de masse corporelle entre 18 et 25), pas de problème.

## LE MATIN

Environ 5 minutes

**Dès le lever, quelques étirements libéreront votre corps de l'engourdissement d'une nuit de sommeil. Faites votre stretching sans hâte, bien à votre aise. Il soulagera les muscles trop raides ou contractés. Une douche chaude, prise au préalable, peut être utile pour la mise en route.**

**Exercice 1 :**

Allongé, étirez-vous au maximum le temps d'une grande inspiration en amenant vos bras loin derrière vous et en étirant vos pointes de pied. Inspirez et expirez cinq fois dans cette position.

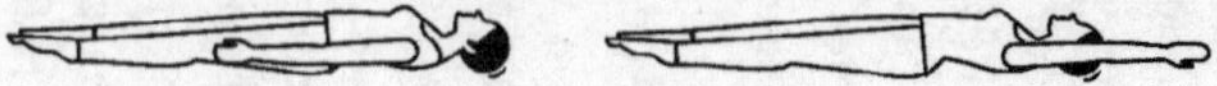

**Exercice 2 :**

Rapprochez un genou de votre poitrine avec vos deux mains et respirez ainsi pendant 20 secondes avec chaque jambe.

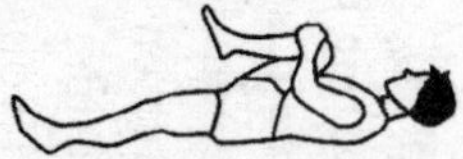

**Exercice 3 :**

À quatre pattes, inspirez en faisant le dos rond et en écartant les omoplates, le regard entre vos mains. À l'expiration, serrez le nombril comme si vous vouliez le rapprocher de votre colonne vertébrale. Inspirez à nouveau mais cette fois en creusant le dos, la tête relevée. À l'expiration, serrez bien le nombril. Répétez cet exercice du chat/chien sur cinq cycles de respiration.

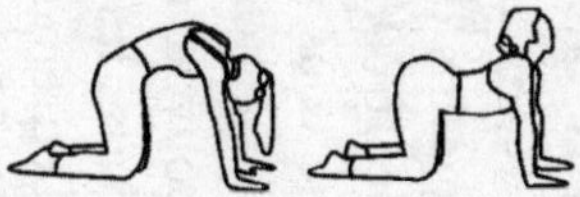

**Exercice 4 :**

Debout, étirez votre cou en l'amenant délicatement vers chacune de vos oreilles et contre votre poitrine. Trois cycles de respiration dans chaque position.

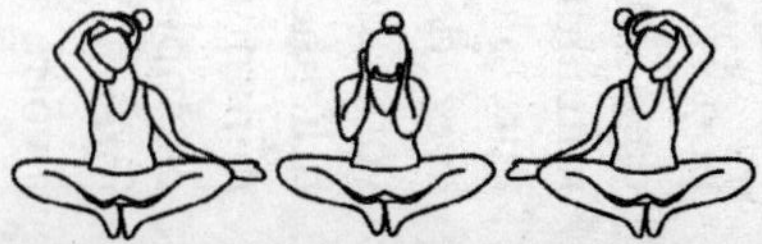

**Exercice 5 :**

Tendez vos bras en face de vous, à la hauteur de vos épaules, les doigts croisés. Poussez vos bras vers l'avant tout en éloignant vos omoplates vers l'arrière. Tenez la position sur cinq cycles de respiration.

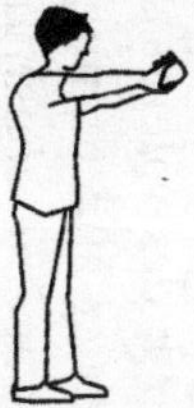

**Exercice 6 :**

Debout, en vous tenant contre un mur avec la main opposée, fléchissez le genou pour prendre votre pied dans la main. Tenez-vous bien droit et fléchissez le genou au maximum tout en amenant la cuisse vers l'arrière afin de ressentir une tension à l'avant de la cuisse. Tenez la position sur trois cycles de respiration avec chaque jambe.

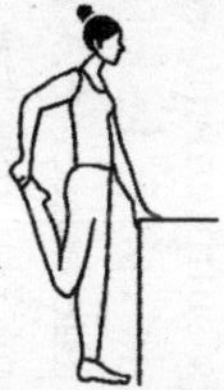

**Exercice 7 :**

Debout, les mains appuyées contre un mur, posez le talon sur le sol et poussez le bassin vers l'avant et le bas afin de ressentir une tension dans le mollet. Tenez la position sur trois cycles de respiration avec chaque jambe.

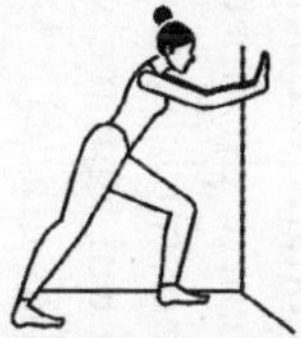

**Exercice 6 :**

Toujours debout, les pieds parallèles légèrement écartés et le dos bien droit, regardez devant vous, relâchez les bras et les épaules. Inspirez et expirez trois fois puis, sur l'expiration, enroulez votre colonne vers le bas en commençant par la tête, puis vertèbre après vertèbre. Inspirez et détendez-vous en laissant pendre vos bras. Pour remonter, déroulez votre colonne vertèbre par vertèbre pour revenir en position initiale.

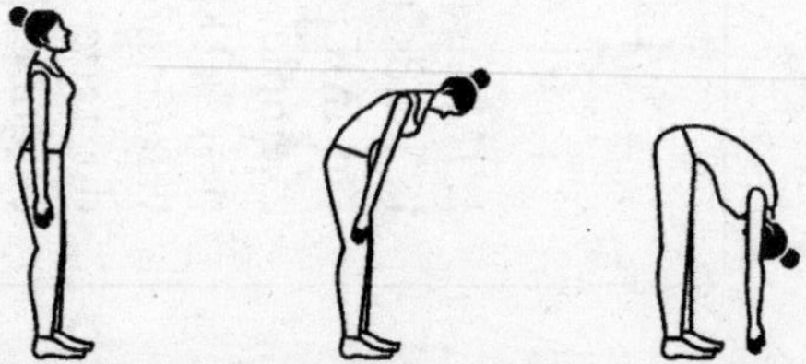

Si vous êtes au-dessus de 25, il faudrait idéalement diminuer progressivement votre tour de ventre et votre IMC pour atteindre un indice normal (ou s'en approcher !) à la fin des quatre semaines. Pour information, votre tour de ventre est un excellent indice de votre graisse intra-abdominale, la plus nuisible à votre santé car c'est elle qui aggrave votre inflammation chronique (dite de bas grade).

**La méthode de calcul de l'indice de masse corporelle**

L'IMC se calcule très simplement en divisant le poids (en kg) par le carré de la taille (m). Un IMC normal se situe entre 18,5 et 25. Par exemple, une personne qui mesure 1,80 m et pèse 70 kg présente un IMC de 21,6, soit une valeur normale. L'IMC ne tient pas compte du ratio masse graisseuse/masse musculaire, ce qui explique que certains sportifs très musclés aient des valeurs d'IMC pathologiques. Il faut aussi se référer à des valeurs standards adaptées aux hommes et aux femmes car ces dernières n'ont pas la même constitution corporelle que les hommes.

*Votre alimentation*

Habituez-vous à faire trois repas par jour. Le matin, un petit déjeuner privilégiant des produits frais (fruits et légumes en salade ou yaourts brassés avec une cuillerée de miel, œufs si envie pour l'apport en protéines, tartines de pain aux céréales pour l'effet antioxydant). Le midi, prenez un repas avec un bon apport calorique pour tenir le coup toute la journée (hoummous avec pita au blé complet). Le soir, idéalement, un plat unique (graines de couscous, amandes, fruits secs) ou un poisson grillé avec un seul verre de vin suffit (rouge idéalement et si cela vous fait vraiment plaisir). Une bonne hydratation aide à couper la faim le soir ; attention à ne pas trop boire avant de vous coucher, sinon gare aux éveils nocturnes accrus !

Profitez de cette première semaine « de sommeil renforcé » pour réévaluer vos apports caloriques à l'aide de livres de recettes qui donnent la composition de vos plats, cela vous fera prendre conscience du nombre de calories que vous consommez. Notez que la plupart des produits alimentaires affichent leur apport calorique. Sachez que vous devez consommer par jour entre 2000 (pour une femme) et 2400 calories (pour un homme de corpulence normale) pour une alimentation équilibrée. Ajoutez 500 calories si vous êtes un sportif régulier. Je vous rappelle au passage qu'une canette de bière contient 140 calories et une pizza 2000 calories à elle seule… cela vous donne une idée de ce dont il ne faut pas abuser !

Éliminez de votre alimentation les graisses saturées comme les frites ou le bacon, les viandes rouges, la charcuterie, les biscuits et autres chips, ou plus largement tous les plats préparés avec des graisses (cassoulet, choucroute, etc.). Limitez votre quantité d'alcool à deux verres de vin rouge par jour (idéalement un seul le soir) et privilégiez un régime de type méditerranéen.

Je vous recommande une alimentation à base de graines (couscous, boulgour), de légumes type tomates, aubergines, laitue, épinards, concombres, d'ail, d'huile d'olive, de raisins sans pépins, de noix de cajou et d'arachides (non salées), de miel, de yaourts brassés (à la grecque !) et de feta. Plusieurs ouvrages proposent des recettes délicieuses sur la base du régime crétois : le must de la cuisine méditerranéenne.

Pour cette première semaine, je vous propose tout simplement de remplacer la moitié de vos repas par des mets méditerranéens, avec pour objectif de conserver votre ligne si vous n'êtes pas en surpoids, voire de perdre entre 200 et 500 grammes en réduisant un peu les quantités au repas du soir (un seul plat et un fruit, par exemple) si votre IMC est supérieur à 25.

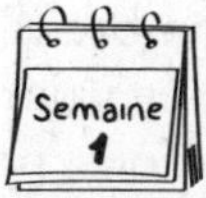


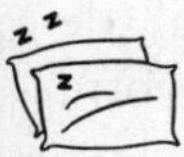

**Sommeil**

| | Lundi | Mardi | Mercredi | Jeudi | Vendredi | Samedi | Dimanche | **Total** |
|---|---|---|---|---|---|---|---|---|
| Heure de lever | | | | | | | | |
| Temps passé au lit (en minutes) | | | | | | | | |
| Temps de sommeil (en minutes) | | | | | | | | |
| Nombre d'éveils nocturnes | | | | | | | | |
| Qualité du sommeil | ☐ mauvaise<br>☐ moyenne<br>☐ bonne<br>☐ excellente | ☐ mauvaise<br>☐ moyenne<br>☐ bonne<br>☐ excellente | ☐ mauvaise<br>☐ moyenne<br>☐ bonne<br>☐ excellente | ☐ mauvaise<br>☐ moyenne<br>☐ bonne<br>☐ excellente | ☐ mauvaise<br>☐ moyenne<br>☐ bonne<br>☐ excellente | ☐ mauvaise<br>☐ moyenne<br>☐ bonne<br>☐ excellente | ☐ mauvaise<br>☐ moyenne<br>☐ bonne<br>☐ excellente | |
| Somnolence dans la journée | ☐ nulle<br>☐ minime<br>☐ modérée<br>☐ sévère | ☐ nulle<br>☐ minime<br>☐ modérée<br>☐ sévère | ☐ nulle<br>☐ minime<br>☐ modérée<br>☐ sévère | ☐ nulle<br>☐ minime<br>☐ modérée<br>☐ sévère | ☐ nulle<br>☐ minime<br>☐ modérée<br>☐ sévère | ☐ nulle<br>☐ minime<br>☐ modérée<br>☐ sévère | ☐ nulle<br>☐ minime<br>☐ modérée<br>☐ sévère | |

**nulle :** à aucun moment de la journée
**minime :** n'interférant pas avec les activités
**modérée :** problématique dans certaines activités comme en réunion, après le déjeuner ou dans les transports en commun
**sévère :** au point de gêner les activités de la vie courante comme travailler, conduire ou se concentrer.

**Mauvaise = 1 ; Moyenne = 2 ; Bonne = 3 ; Excellente = 4**

Pour vous aider, vous pouvez compléter cet agenda qui fixe vos objectifs et vous permettra de suivre vos progrès selon les consignes que je vous propose.

À la fin de votre première semaine, vérifiez la régularité de votre horaire de lever (ligne 1) pour savoir si vous avez tenu la consigne sur les 7 jours.

Additionnez (ligne 2) la durée sur les 7 nuits de temps passé au lit (TPL) puis (ligne 3) la durée sur les 7 nuits de votre sommeil (TST). En divisant la durée moyenne de sommeil par la durée moyenne de temps passé au lit, vous aurez ainsi calculé votre efficacité de sommeil sur la semaine. Vérifiez votre valeur idéale en fonction de votre âge et regardez si vous êtes dans la cible. Comptez le nombre d'éveils nocturnes sur la semaine (ligne 4), on regardera l'évolution au cours des quatre semaines. Vous pouvez ensuite calculer (ligne 5) la somme de la qualité de votre sommeil (de 1 à 4 : mauvais à excellent) puis la somme de votre somnolence (ligne 6) au cours de la semaine (de 1 à 4 : nulle à sévère).

Si votre résultat de qualité de sommeil est en dessous de 14, vous devez être plus rigoureux sur les consignes. Votre score hebdomadaire de somnolence ne devrait pas être au-dessus de 14. Si c'est le cas, suivez bien les consignes en semaine 2 et regardez l'évolution.

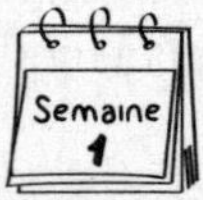


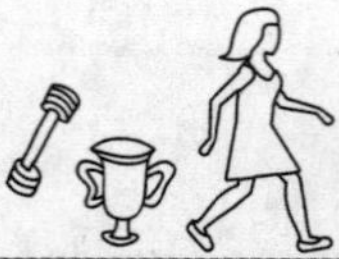

**Activité physique**

| | Lundi | Mardi | Mercredi | Jeudi | Vendredi | Samedi | Dimanche | **Total** |
|---|---|---|---|---|---|---|---|---|
| Activité dans la journée (nombre de pas) | | | | | | | | |
| Relaxation (nombre de séances par jour) | | | | | | | | |

Concernant l'activité physique, vous devez totaliser 70 000 pas sur la semaine et au moins 4 séances de relaxation.

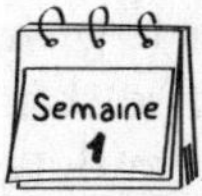


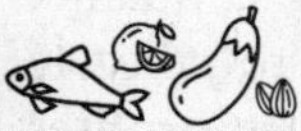

| | Alimentation | | | | | | | |
|---|---|---|---|---|---|---|---|---|
| | Lundi | Mardi | Mercredi | Jeudi | Vendredi | Samedi | Dimanche | **Total** |
| Nombre de calories (estimées) par jour | | | | | | | | |
| Repas méditerranéens par jour : **matin** | | | | | | | | |
| Repas méditerranéens par jour : **midi** | | | | | | | | |
| Repas méditerranéens par jour : **soir** | | | | | | | | |

**Mettez une croix dans la case à chaque fois que votre repas est de type méditerranéen.**

Pour l'alimentation, vous devez avoir coché au moins 14 cases au cours de cette première semaine.

## Semaine 2 : on profite des premiers bénéfices

### *Votre sommeil*

Faites le bilan de la semaine 1 : idéalement, vous passez maximum sept heures et demie au lit, vous vous levez tous les jours à la même heure, vous n'avez pratiquement aucun réveil nocturne, et votre efficacité de sommeil est d'au moins 85 %.

Si ce n'est pas le cas, passez à sept heures au lit maximum et commencez à mettre en place des pratiques de relaxation, le soir avant de vous coucher. La technique de respiration contrôlée est un bon moyen de se relaxer ; de nombreux sites internet vous aideront à trouver le programme le plus adapté. Le réajustement de votre sommeil peut prendre un peu de temps et vous ne devez pas être obsédé par la durée de votre sommeil mais plutôt par sa qualité. Évaluez en priorité comment vous vous réveillez le matin, le but étant d'avoir la sensation de profiter d'un sommeil plus profond. Cela peut se manifester par une phase un peu embrumée au réveil, avec du mal à sortir du sommeil (d'où le besoin de café !) : c'est le reflet d'un sommeil profond qui vous donnera du peps pour toute la journée.

**La technique de la respiration contrôlée**

Il existe de multiples exemples d'exercices de respiration contrôlée sur internet, mais la technique du 4-7-8 d'Andrew Weil est un bon exemple qui consiste à vider entièrement ses poumons puis à compter quatre secondes pour inspirer, bloquer sa respiration en comptant jusqu'à sept secondes et expirer en comptant jusqu'à huit secondes. Ce cycle doit être répété à trois reprises pour favoriser la relaxation.

Surveillez votre niveau d'éveil dans la journée : vous devriez être plus éveillé le matin avec éventuellement un petit moment de somnolence après le déjeuner. Prenez alors quinze minutes pour marcher afin d'éliminer ce petit coup de pompe avant de vous remettre au travail.

*Votre activité physique*

Avec vos 10 000 pas par jour, vous vous sentez nettement plus en forme. Vous allez maintenant pouvoir trouver quels sont vos meilleurs moments pour bouger. Si vous avez du mal à vous endormir, vous pouvez retarder votre coucher de trente minutes (passant de sept heures et demie de sommeil à sept heures, comme nous l'avons déjà dit) et gagner ainsi du temps pour une séance d'étirements très doux qui détendra vos muscles avant le coucher. Privilégiez les muscles de la colonne vertébrale et du cou.

Le matin, si vous le pouvez, pratiquez une activité physique au saut du lit, idéalement dehors ou devant une fenêtre ouverte. Un petit footing tranquille de trente minutes, une marche au grand air ou une séance de vélo d'appartement peut faire l'affaire selon votre âge. Si ce n'est pas possible, essayez de partir au travail dès que vous êtes levé ; vous prendrez votre petit déjeuner en y arrivant. Au besoin, emportez des fruits frais que vous pourrez consommer en marchant ou en vélo (abricot, banane, pomme…). Cette activité matinale mettra votre corps en avance de phase et vous aidera à mieux vous endormir le soir. L'important est de combattre dès le matin le pic de stress lié à l'environnement en le remplaçant par une activité physique : en associant les premières heures de la journée à une activité, vous réduirez votre état inflammatoire comme votre sommeil le fait pendant la nuit.

Évitez la course à pied en fin de journée sauf si vous vous réveillez trop tôt le matin et que vous tombez de sommeil à 18 heures. Vous pouvez faire du sport en fin de journée uniquement si vous n'avez aucun problème d'endormissement avec une efficacité du sommeil à 85 % (pour une personne entre 18 et 60 ans). L'activité physique réduit l'inflammation centrale et régule votre niveau de stress, mais elle peut créer des tensions musculaires nuisibles à la qualité de votre sommeil (si vous faites un footing en ville, par exemple, sur un sol très dur). N'oubliez pas de vous étirer après l'effort, et prenez une douche tiède d'une dizaine de minutes pour refroidir doucement votre corps. Vous ne devez pas sortir de la douche avec la sensation que votre corps s'est réchauffé : c'est la perception inverse que vous devez obtenir.

Pesez-vous en début de semaine 2 et mesurez votre tour de ventre au niveau du nombril. Si vous étiez en surcharge pondérale, vous devriez constater une réduction de votre tour de ventre. Sans vous fixer d'objectifs chiffrés, gardez en tête que vous souhaitez augmenter votre masse musculaire tout en diminuant votre masse graisseuse abdominale. Si vous ne perdez pas de poids, ce n'est pas grave, l'idée est de modifier votre silhouette et son rapport graisse/muscle (si vous le pouvez, utilisez un pèse-personne qui calcule votre indice de masse graisseuse). Il est probable que les effets du sport mettent un peu de temps à apparaître, mais l'important est de s'évaluer régulièrement.

Idéalement, à la fin de la semaine 2, vous devriez faire une moyenne hebdomadaire de 105 000 pas (soit 15 000 pas quotidiens), si vous restez bloqué à 10 000 pas par jour, profitez du week-end pour faire deux séances de course à pied ou de vélo d'une heure : cela devrait vous permettre d'atteindre l'objectif. Surtout, allez-y tranquillement pour ne pas vous blesser et privilégiez l'activité matinale.

*Votre alimentation*

Cette semaine, passez à un régime méditerranéen complet. Le plus dur, c'est le petit déjeuner car nous avons des habitudes contraires (croissant au beurre, œufs au bacon…), mais faites un effort en les remplaçant par une salade de fruits ou de tomates avec un peu de feta. Des salades de graines avec des fruits secs peuvent aussi convenir. Vous pouvez également ajouter quelques amandes et des fruits dans un yaourt brassé. Un œuf dur peut être un bon apport calorique. Au déjeuner, pour une alimentation équilibrée sur votre lieu de travail, n'hésitez pas à opter pour la lunch-box préparée la veille. Vous pouvez céder à la tentation de plats préparés, mais vous risquez d'y perdre sur le plan qualitatif. Avec un peu de chance, vous trouverez dans votre quartier un restaurant qui propose des salades ou des plats équilibrés ; c'est une option pour casser la monotonie de la lunch-box.

Maintenez les trois repas quotidiens mais surveillez vos apports caloriques : en faisant du sport, vous aurez tendance à augmenter vos quantités, alors restez vigilant. Si vous avez une fringale dans la journée, une ou deux pommes vous couperont la faim, mais idéalement il ne faut aucune augmentation d'apports pour votre graisse intra-abdominale afin de la remplacer par du muscle. Certains pèse-personnes (un peu onéreux) permettent de calculer la masse graisseuse : cela peut servir de motivation pour doser votre alimentation !

Enfin, souvenez-vous que vous pouvez jouer sur l'activité physique : ainsi, plus de sport peut compenser un léger surplus d'apport calorique, mais pesez-vous régulièrement pour tenir le cap.

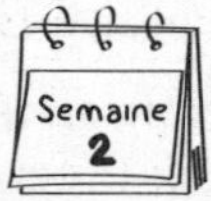


| Sommeil | Lundi | Mardi | Mercredi | Jeudi | Vendredi | Samedi | Dimanche | Total |
|---|---|---|---|---|---|---|---|---|
| Heure de lever | | | | | | | | |
| Temps passé au lit (en minutes) | | | | | | | | |
| Temps de sommeil (en minutes) | | | | | | | | |
| Nombre d'éveils nocturnes | | | | | | | | |
| Qualité du sommeil | ☐ mauvaise<br>☐ moyenne<br>☐ bonne<br>☐ excellente | ☐ mauvaise<br>☐ moyenne<br>☐ bonne<br>☐ excellente | ☐ mauvaise<br>☐ moyenne<br>☐ bonne<br>☐ excellente | ☐ mauvaise<br>☐ moyenne<br>☐ bonne<br>☐ excellente | ☐ mauvaise<br>☐ moyenne<br>☐ bonne<br>☐ excellente | ☐ mauvaise<br>☐ moyenne<br>☐ bonne<br>☐ excellente | ☐ mauvaise<br>☐ moyenne<br>☐ bonne<br>☐ excellente | |
| Somnolence dans la journée | ☐ nulle<br>☐ minime<br>☐ modérée<br>☐ sévère | ☐ nulle<br>☐ minime<br>☐ modérée<br>☐ sévère | ☐ nulle<br>☐ minime<br>☐ modérée<br>☐ sévère | ☐ nulle<br>☐ minime<br>☐ modérée<br>☐ sévère | ☐ nulle<br>☐ minime<br>☐ modérée<br>☐ sévère | ☐ nulle<br>☐ minime<br>☐ modérée<br>☐ sévère | ☐ nulle<br>☐ minime<br>☐ modérée<br>☐ sévère | |

**nulle :** à aucun moment de la journée
**minime :** n'interférant pas avec les activités
**modérée :** problématique dans certaines activités comme en réunion, après le déjeuner ou dans les transports en commun
**sévère :** au point de gêner les activités de la vie courante comme travailler, conduire ou se concentrer.

**Mauvaise = 1 ; Moyenne = 2 ; Bonne = 3 ; Excellente = 4**

Regardez l'évolution de vos résultats entre ces deux premières semaines. Maintenez bien les consignes (lever, TST, TPL). Surveillez la diminution du nombre d'éveils et l'augmentation de l'efficacité du sommeil. Comparez la qualité de votre sommeil et surveillez que la somnolence moyenne n'augmente pas au-dessus de 14. Si c'est le cas, il faut sûrement réajuster le temps passé au lit en l'augmentant un peu.

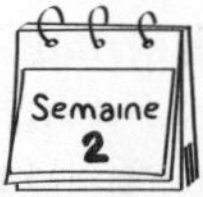


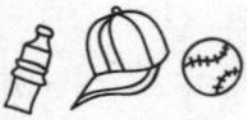

**Activité physique**

| | Lundi | Mardi | Mercredi | Jeudi | Vendredi | Samedi | Dimanche | **Total** |
|---|---|---|---|---|---|---|---|---|
| Activité dans la journée (nombre de pas) | | | | | | | | |
| Relaxation (nombre de séances par jour) | | | | | | | | |

L'objectif de cette deuxième semaine est de totaliser 105 000 pas et 7 séances de relaxation.

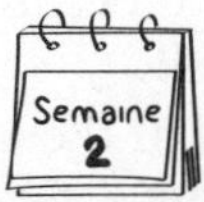


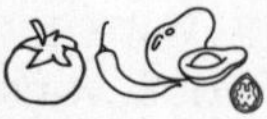

**Alimentation**

| | Lundi | Mardi | Mercredi | Jeudi | Vendredi | Samedi | Dimanche | **Total** |
|---|---|---|---|---|---|---|---|---|
| Nombre de calories (estimées) par jour | | | | | | | | |
| Repas méditerranéens par jour : **matin** | | | | | | | | |
| Repas méditerranéens par jour : **midi** | | | | | | | | |
| Repas méditerranéens par jour : **soir** | | | | | | | | |

Vous devriez au cours de cette deuxième semaine avoir coché toutes les cases du tableau pour pouvoir atteindre votre objectif.

## Semaine 3 : on garde le rythme

*Votre sommeil*

Faites le bilan de la semaine 2 : idéalement, vous dormez sept heures par nuit, vous vous levez tous les jours à la même heure, vous n'avez pratiquement plus aucun réveil nocturne et votre efficacité de sommeil est de 85 % ou plus. Si ce n'est pas le cas, restez sept heures au lit maximum et couchez-vous uniquement si vous avez sommeil. Continuez les pratiques de relaxation le soir, notamment grâce à la respiration contrôlée et le stretch, trente minutes avant de vous coucher.

Le réajustement de votre sommeil peut prendre du temps mais, après deux semaines, vous devriez quand même constater moins d'éveils nocturnes et une meilleure qualité de sommeil.

Surveillez votre niveau d'éveil dans la journée : un peu de somnolence après le déjeuner survient certainement. Pas d'affolement, continuez à marcher quinze minutes après le déjeuner ou, si vous vous sentez trop somnolent, faites une sieste flash de cinq à dix minutes, dans un coin tranquille, au bureau ou à l'extérieur. Programmez le minuteur de votre téléphone pour ne pas dépasser les dix minutes.

*Votre activité physique*

Vous faites entre 10 000 et 15 000 pas par jour et vous sentez une amélioration globale de votre forme.

Vous marchez plus facilement et sans doute à plus vive allure. Vous connaissez désormais les meilleurs moments pour bouger et vous pouvez augmenter votre activité. Le matin, essayez de prolonger l'activité physique que vous avez choisie, dès le lever et idéalement dehors ou devant une fenêtre. En mettant votre corps en avance de phase, elle va vous aider à trouver le sommeil plus facilement mais aussi à vous réveiller sans réveil : c'est un très bon test pour savoir si votre rythme commence à se caler.

Si vous voulez renforcer votre programme de remise en forme, vous pouvez pratiquer trente minutes de sport en fin de journée mais en portant des lunettes de soleil (pour ne pas trop décaler la production de mélatonine nocturne) et seulement si vous n'avez aucun problème pour vous endormir. L'activité physique va réduire davantage votre inflammation centrale et réguler votre niveau de stress, elle pourra aussi maintenant avoir un impact sur votre humeur, d'où un effet bénéfique important. Attention, le sport plus intensif peut créer des tensions ; maintenez votre séance d'étirements douce le soir.

Pesez-vous en début de semaine 3 et mesurez votre tour de ventre au niveau du nombril. Si vous êtes en surcharge pondérale, vous devriez constater une diminution de votre tour de ventre. Si vous ne perdez pas de poids, il faut revoir vos apports caloriques et les réduire pour entamer vos réserves de graisse abdominale. Il est probable que les effets du sport mettent du temps à apparaître mais vous devez noter une amélioration sur votre poids ou sur votre périmètre abdominal.

À la fin de cette semaine, votre moyenne hebdomadaire doit atteindre les 105 000 pas (soit 15 000 pas quotidiens), et vous devez prévoir deux séances de course à pied ou de vélo d'une heure dans la semaine. Vos performances sur un tour de parc ou un aller-retour à vélo doivent augmenter : sélectionnez un parcours que vous faisiez en une heure la première semaine et essayez de gagner cinq minutes. Allez-y toujours progressivement pour ne pas vous blesser et échauffez-vous bien, mais visez une meilleure performance et surtout une plus grande endurance. Le soir, vous devez ressentir une fatigue physique saine qui supprime le besoin de relaxation. Continuez les étirements pour limiter les courbatures !

*Votre alimentation*

Poursuivez votre régime méditerranéen à 100 %, en alternant les menus pour éviter une lassitude. Vous pouvez consommer des poissons (type saumon) et du poulet, mais pas de viande rouge, surtout le soir, car son effet éveillant peut perturber l'endormissement. Optez pour la variété et n'hésitez pas à vous éloigner de votre lieu de travail pour découvrir la carte des salades d'un nouveau restaurant : si c'est à quinze minutes à pied, c'est encore mieux ! Cela vous ouvrira l'appétit et vous éviterez, au retour, le coup de barre de l'après-déjeuner. Quand vous le pouvez, retrouvez des amis, le repas doit être un moment de partage et de plaisir.

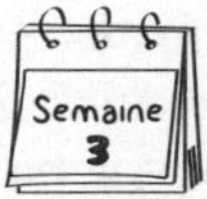


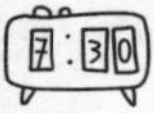


| Sommeil | | | | | | | | |
|---|---|---|---|---|---|---|---|---|
| | Lundi | Mardi | Mercredi | Jeudi | Vendredi | Samedi | Dimanche | **Total** |
| Heure de lever | | | | | | | | |
| Temps passé au lit (en minutes) | | | | | | | | |
| Temps de sommeil (en minutes) | | | | | | | | |
| Nombre d'éveils nocturnes | | | | | | | | |
| Qualité du sommeil | ☐ mauvaise<br>☐ moyenne<br>☐ bonne<br>☐ excellente | ☐ mauvaise<br>☐ moyenne<br>☐ bonne<br>☐ excellente | ☐ mauvaise<br>☐ moyenne<br>☐ bonne<br>☐ excellente | ☐ mauvaise<br>☐ moyenne<br>☐ bonne<br>☐ excellente | ☐ mauvaise<br>☐ moyenne<br>☐ bonne<br>☐ excellente | ☐ mauvaise<br>☐ moyenne<br>☐ bonne<br>☐ excellente | ☐ mauvaise<br>☐ moyenne<br>☐ bonne<br>☐ excellente | |
| Somnolence dans la journée | ☐ nulle<br>☐ minime<br>☐ modérée<br>☐ sévère | ☐ nulle<br>☐ minime<br>☐ modérée<br>☐ sévère | ☐ nulle<br>☐ minime<br>☐ modérée<br>☐ sévère | ☐ nulle<br>☐ minime<br>☐ modérée<br>☐ sévère | ☐ nulle<br>☐ minime<br>☐ modérée<br>☐ sévère | ☐ nulle<br>☐ minime<br>☐ modérée<br>☐ sévère | ☐ nulle<br>☐ minime<br>☐ modérée<br>☐ sévère | |

**nulle :** à aucun moment de la journée
**minime :** n'interférant pas avec les activités
**modérée :** problématique dans certaines activités comme en réunion, après le déjeuner ou dans les transports en commun
**sévère :** au point de gêner les activités de la vie courante comme travailler, conduire ou se concentrer.

**Mauvaise = 1 ; Moyenne = 2 ; Bonne = 3 ; Excellente = 4**

Votre objectif, cette semaine, est de maîtriser la composition de vos repas et les lieux où vous les prenez. Amusez-vous à transformer vos menus en fonction de l'activité de la journée. Les sardines et les maquereaux sont d'excellents poissons riches en antioxydants par exemple. Et n'oubliez pas que vous pouvez jouer sur votre activité physique en fonction de vos apports alimentaires, mais pesez-vous régulièrement pour tenir le cap.

Regardez l'évolution de vos scores entre les semaines 2 et 3. Maintenez bien les consignes (lever, TST, TPL). Surveillez encore la diminution du nombre de vos éveils nocturnes et l'augmentation de l'efficacité de votre sommeil. Comparez la qualité du sommeil entre les semaines 2 et 3. Et continuez de surveiller que votre somnolence moyenne ne soit pas au-dessus de 14.

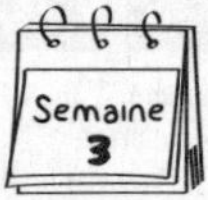


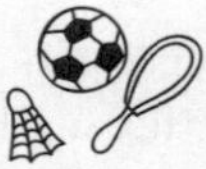

**Activité physique**

| | Lundi | Mardi | Mercredi | Jeudi | Vendredi | Samedi | Dimanche | **Total** |
|---|---|---|---|---|---|---|---|---|
| Activité dans la journée (nombre de pas) | | | | | | | | |
| Relaxation (nombre de séances par jour) | | | | | | | | |

L'objectif de cette troisième semaine est d'atteindre vraiment les 105 000 pas et de réaliser 7 séances de relaxation ou de gym dans la semaine. Surveillez votre poids et votre tour de taille, comme expliqué précédemment !

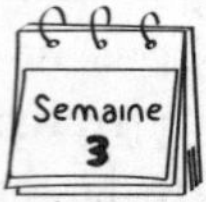


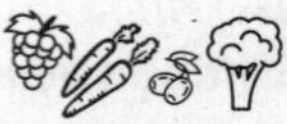

**Alimentation**

| | Lundi | Mardi | Mercredi | Jeudi | Vendredi | Samedi | Dimanche | **Total** |
|---|---|---|---|---|---|---|---|---|
| Nombre de calories (estimées) par jour | | | | | | | | |
| Repas méditerranéens par jour : **matin** | | | | | | | | |
| Repas méditerranéens par jour : **midi** | | | | | | | | |
| Repas méditerranéens par jour : **soir** | | | | | | | | |

**Mettez une croix dans la case à chaque fois que votre repas est de type méditerranéen.**

Normalement, vous devriez avoir coché toutes les cases du tableau (en variant les menus si possible !)

### Semaine 4 : l'heure du bilan !

*Votre sommeil*

Faites le bilan de ces trois dernières semaines : vous devez être en capacité de dormir environ sept heures par nuit, vous vous levez tous les jours à la même heure, vous vous endormez naturellement et n'êtes plus dérangé par des réveils nocturnes. Votre efficacité de sommeil est au minimum de 85 % (si vous êtes âgé entre 18 et 55 ans). Bien sûr, une nuit de temps en temps, vous pouvez vous réveillez, ce n'est pas très grave, mais cela ne doit pas être la routine. Si cet objectif n'est pas atteint, vous devez penser à diminuer le stress de votre quotidien en éliminant autant que possible l'exposition à la tension et aux angoisses. Certaines personnes ont besoin de plus de temps que d'autres pour améliorer leur sommeil, mais après ces trois semaines, vous devez quand même constater un effet positif et bénéfique sur le ressenti de vos nuits.

Le réajustement de votre sommeil doit s'être modifié significativement pour vous offrir une meilleure qualité de sommeil. Si ce n'est pas le cas, il est possible que votre anxiété journalière nuise à votre sommeil. Si vous vous réveillez la nuit en pensant à votre travail ou que vous passez vos soirées au bureau, je vous recommande de travailler sur la relaxation dans la soirée et de multiplier les périodes de décompression dans la journée. Avant de vous coucher, prenez du temps pour vous, et pensez à vous protéger afin de mieux affronter le quotidien.

Surveillez votre niveau d'éveil dans la journée : vous n'avez pas de raison de vous sentir somnolent (en réunion, par exemple). Si vous avez besoin de recharger vos batteries, pensez à la sieste flash (pas plus de dix minutes), mais il faut que vous puissiez vous en passer sans avoir à enchaîner les cafés ! Après trois semaines, vous pouvez jouer un peu sur votre durée de sommeil si votre somnolence diurne est trop importante. Attention cependant à ne pas la confondre avec de la fatigue ! Le test est simple, si vous fermez les yeux et que vous plongez directement dans un sommeil profond en pleine journée, c'est que vous avez trop diminué votre sommeil nocturne. Vous pouvez alors augmenter d'une quinzaine de minutes votre temps passé au lit. Faites-le progressivement jusqu'à trouver le compromis idéal.

### *Votre activité physique*

Avec vos 15 000 pas par jour, vous vous sentez vraiment en forme et vous constaterez que vous marchez plus facilement et plus vite qu'au début du programme. Vous allez mieux évaluer les meilleurs moments pour augmenter votre activité. Le matin, si vous le pouvez, maintenez une activité physique, et si vous voulez poursuivre votre programme de remise en forme, faites une heure de marche ou de sport en fin de journée (avec des lunettes de soleil et uniquement si vous n'avez aucun problème pour vous endormir). L'activité physique vous aidera à réguler votre niveau de stress et aura un effet bénéfique sur votre humeur. Le sport devient un mode de régulation du stress : le bon ratio est le poids du stress *versus* votre charge de sport quotidienne. Maintenez la séance d'étirements le soir.

Désormais, pesez-vous deux fois par semaine et mesurez votre tour de ventre au niveau du nombril une fois par semaine. Si vous étiez en surcharge pondérale au début du programme, vous devriez avoir réduit en centimètres votre tour de ventre. Si vous n'avez pas perdu de poids, il faut sérieusement diminuer vos apports caloriques pour entamer vos réserves de graisse abdominale. Un régime à 2 000 calories avec une heure de sport par jour sera efficace si vous tenez dans le temps. Idéalement, le sport doit être entré dans votre vie et il faut maintenant essayer de lui faire une place durable. Le soir, vous devez ressentir une saine fatigue physique qui supprime le besoin de relaxation. Lorsque la situation socio-professionnelle ou familiale complexe que vous traversez se sera calmée, vous pourrez moduler votre activité physique comme la durée du temps passé au lit.

### *Votre alimentation*

Vous avez définitivement adopté le régime méditerranéen, en variant les menus pour éviter un effet de lassitude, et vous maîtrisez parfaitement la composition de vos repas et les lieux où vous les prenez.

Sachez que pour voir véritablement les effets durables sur l'inflammation et en faire le plein bénéfice, il faut attendre jusqu'à trois mois. Privilégiez aussi les aliments antioxydants qu'on retrouve dans le régime crétois. Ça protégera votre corps du risque cardiovasculaire et ralentira votre vieillissement. Continuez à varier vos menus en fonction de l'activité de la journée et souvenez-vous qu'une bonne dose de sport en plus peut annuler un léger apport calorique supplémentaire. Si vous craquez le samedi matin pour un bon croissant au beurre et que vous dévorez une pizza le dimanche soir devant la télé, ne culpabilisez pas… mais soyez conscient que la santé est une course de fond !

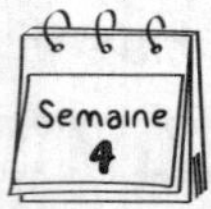

**Sommeil**

| | Lundi | Mardi | Mercredi | Jeudi | Vendredi | Samedi | Dimanche | Total |
|---|---|---|---|---|---|---|---|---|
| Heure de lever | | | | | | | | |
| Temps passé au lit (en minutes) | | | | | | | | |
| Temps de sommeil (en minutes) | | | | | | | | |
| Nombre d'éveils nocturnes | | | | | | | | |
| Qualité du sommeil | ☐ mauvaise ☐ moyenne ☐ bonne ☐ excellente | ☐ mauvaise ☐ moyenne ☐ bonne ☐ excellente | ☐ mauvaise ☐ moyenne ☐ bonne ☐ excellente | ☐ mauvaise ☐ moyenne ☐ bonne ☐ excellente | ☐ mauvaise ☐ moyenne ☐ bonne ☐ excellente | ☐ mauvaise ☐ moyenne ☐ bonne ☐ excellente | ☐ mauvaise ☐ moyenne ☐ bonne ☐ excellente | |
| Somnolence dans la journée | ☐ nulle ☐ minime ☐ modérée ☐ sévère | ☐ nulle ☐ minime ☐ modérée ☐ sévère | ☐ nulle ☐ minime ☐ modérée ☐ sévère | ☐ nulle ☐ minime ☐ modérée ☐ sévère | ☐ nulle ☐ minime ☐ modérée ☐ sévère | ☐ nulle ☐ minime ☐ modérée ☐ sévère | ☐ nulle ☐ minime ☐ modérée ☐ sévère | |

**nulle :** à aucun moment de la journée
**minime :** n'interférant pas avec les activités
**modérée :** problématique dans certaines activités comme en réunion, après le déjeuner ou dans les transports en commun
**sévère :** au point de gêner les activités de la vie courante comme travailler, conduire ou se concentrer.

**Mauvaise = 1 ; Moyenne = 2 ; Bonne = 3 ; Excellente = 4**

Regardez l'évolution de vos résultats entre la semaine 1 et la semaine 4 : vous pouvez voir que vos efforts ne sont pas vains. Maintenez bien les consignes (lever, TST, TPL). Surveillez encore et toujours la diminution du nombre de vos éveils nocturnes ainsi que l'augmentation de l'efficacité de votre sommeil. Comparez la qualité de votre sommeil entre les semaines 1 et 4. Vérifiez que la somnolence moyenne n'augmente pas au-dessus de 14, si tel est le cas, il faut certainement réajuster le temps passé au lit.

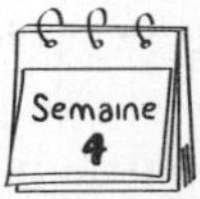


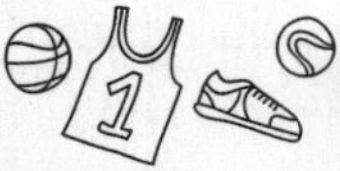


**Activité physique**

| | Lundi | Mardi | Mercredi | Jeudi | Vendredi | Samedi | Dimanche | **Total** |
|---|---|---|---|---|---|---|---|---|
| Activité dans la journée (nombre de pas) | | | | | | | | |
| Relaxation (nombre de séances par jour) | | | | | | | | |

L'objectif de cette semaine 4 est de faire 15 000 pas en moyenne par jour, afin d'atteindre réellement les 105 000 pas à la fin de la semaine (voire plus si possible). Vous pouvez aussi augmenter le nombre de séances de relaxation ou de gym avec un minimum de 7 séances au cours de la semaine.

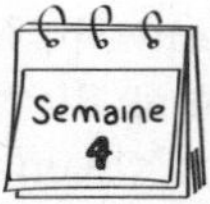


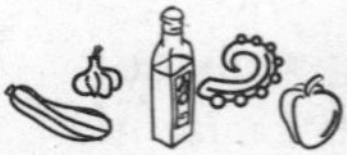

| | Alimentation | | | | | | | |
|---|---|---|---|---|---|---|---|---|
| | Lundi | Mardi | Mercredi | Jeudi | Vendredi | Samedi | Dimanche | **Total** |
| Nombre de calories (estimées) par jour | | | | | | | | |
| Repas méditerranéens par jour : **matin** | | | | | | | | |
| Repas méditerranéens par jour : **midi** | | | | | | | | |
| Repas méditerranéens par jour : **soir** | | | | | | | | |

**Mettez une croix dans la case à chaque fois que votre repas est de type méditerranéen.**

À la fin de cette quatrième semaine, vous devez avoir véritablement coché toutes les cases du tableau de l'alimentation !

Désormais, votre sommeil doit être de meilleure qualité. Vous devez avoir la sensation d'un bon niveau de réveil et ne pas somnoler dans la journée. Vous devez vous réveiller plus naturellement, sans l'aide d'un réveil. Et le soir, vous devez ressentir une envie de dormir toujours à peu près à la même heure. Votre énergie doit correspondre à vos attentes pour pouvoir affronter votre vie quotidienne sans fatigue excessive.

Si vous sentez que malgré ce programme votre sommeil ne s'est pas amélioré, voire s'est même dégradé, il faut alors revenir au chapitre 4 « Quel dormeur êtes-vous ? ». Il y a peut-être des maladies qui vous gênent, ou votre anxiété prend le pas sur votre sommeil. N'hésitez pas à maintenir les consignes sur plus de quatre semaines car parfois les effets de l'alimentation et de l'hygiène sportive mettent plus de temps à agir.

# CHAPITRE 8

## SOS antifatigue : les cas particuliers

Toutes les consignes personnalisées que j'ai données précédemment vous seront utiles pour reprendre en main votre sommeil, mais, dans certains cas précis, si vous êtes confronté à des problèmes ponctuels particuliers, un traitement adapté s'avère nécessaire pour conserver un bon sommeil en plus de ces recommandations.

### Le sommeil post-confinement Covid-19

De nombreuses études ont montré que le confinement avait augmenté les plaintes insomniaques des personnes forcées à rester chez eux. Mais certains scientifiques émettent l'hypothèse que le confinement a permis d'améliorer la durée de sommeil chez les personnes privées d'activité sociale. Le point le plus important est de faire le bilan post-confinement pour ne pas retomber dans un sommeil de mauvaise qualité. Si vous étiez en manque de sommeil, il faut bien mesurer le temps de sommeil que vous vous allouez et il n'y a pas de raison que celui-ci soit nettement réduit lors du déconfinement.

Si vous étiez insomniaque et anxieux lors du confinement, il est à espérer que le déconfinement et la reprise de votre « vie d'avant » remettra la machine du sommeil en marche normalement. Il est possible que des difficultés financières vous impactent et dans ce cas il ne faut pas hésiter, si les troubles du sommeil persistent, à en parler à votre médecin généraliste.

## Quand le travail plombe le sommeil

Le travail, en général, peut interférer avec le sommeil de deux façons principales. La première touche la quantité de sommeil et la deuxième concerne les rythmes veille-sommeil (qui agissent aussi sur la durée).

Nos sociétés modernes évoluent beaucoup et 80 % de la population occidentale vivra bientôt au sein de métropoles. Cela a pour conséquence de chasser une part importante de la population du centre-ville pour aller habiter en banlieue plus ou moins lointaine. Selon une étude de l'Insee publiée en 2019 (et portant sur des données de 2015), la durée moyenne, en France, de transport entre domicile et travail est de 30 minutes – elle va jusqu'à 44 minutes pour la région parisienne. 70 % des travailleurs effectuent ce trajet en voiture, ce qui interdit tout repos.

### *Faire la sieste au bureau, c'est (parfois) possible*

Ce phénomène va s'amplifier dans l'avenir avec une désertification des campagnes et une croissance des métropoles en province. Il n'y a malheureusement que deux options pour conserver une hygiène de sommeil : dormir dans les transports en commun, une habitude pratiquée en Asie mais peu confortable, ou faire une sieste sur son lieu de travail. Les grandes entreprises commencent à mettre en place des espaces réservés à la sieste qui connaissent un succès croissant. Aux États-Unis, Nike, Ben and Jerry's ou le *Huffington Post* ont dédié des lieux de sieste à leurs employés[93]. En France, Danone et Renault se sont lancés dans l'aventure, et des réflexions sont également en cours au sein des hôpitaux pour permettre aux soignants de récupérer.

Afin de survivre dans ce monde en plein bouleversement, il est important d'adapter son environnement pour ajuster les contraintes liées à la transformation de notre société. Cette démarche est individuelle mais elle passe aussi par des actions collectives. Si les cantines des entreprises se sont bien accoutumées aux notions de nutrition modernes, force est de constater que l'hygiène de sommeil est largement oubliée. Il est intéressant de noter que l'on a coutume de mettre en opposition les besoins de sommeil avec les besoins de production – l'exemple type étant le travail posté en usine, mais l'extension des trajets, la surconsommation des réseaux sociaux et des sites « ludiques » ont des effets bien plus nocifs. Le sommeil est un tout et il faut en avoir une vision globale : 7 × 7 = 49 heures de sommeil par semaine, cela reste la règle absolue !

*Travail posté, de nuit ou en horaires décalés : un vrai casse-tête pour l'horloge biologique*

L'autre domaine d'action important est l'influence de la vie professionnelle sur notre horloge biologique. Nous l'avons décrit plus haut, l'exposition lumineuse tient une place importante pour retarder ou avancer le timing de l'horloge biologique interne ; il existe plusieurs actions à mettre en place pour préserver les rythmes malgré nos contraintes professionnelles.

Pour bien gérer son sommeil « professionnel », il faut d'abord comprendre les besoins des entreprises et les contraintes physiologiques. Schématiquement, certaines entreprises nécessitent d'avoir du personnel 24 heures sur 24, l'exemple type étant les hôpitaux dans lesquels certains services font le choix d'avoir du personnel travaillant exclusivement de nuit. Dans ce contexte, les employés doivent lutter entre l'obligation de travailler la nuit et la pression sociale et professionnelle de se recaler au rythme diurne. Une technique reconnue vise à agir sur la protection à l'exposition de la lumière : si vous travaillez la nuit, cela revient à vouloir être en retard de phase permanent. Il faut donc privilégier l'exposition à la lumière le soir – vive le sport en début de soirée, avant d'aller travailler – et, le matin, stopper toute exposition lumineuse. Des chercheurs[94] ont constaté que porter des lunettes occlusives (type lunettes d'alpiniste), en sortant du travail au matin, aidait les travailleurs calés sur la nuit à conserver leur rythme.

Un problème plus complexe touche les travailleurs qui doivent en permanence changer leurs rythmes de travail. Si c'est votre cas, une règle importante porte sur le respect de la rotation dans le sens des aiguilles d'une horloge. En effet, comme le corps humain est légèrement en retard de phase par rapport au cycle social des 24 heures, il est donc plus facile de se mettre en retard sur son corps (c'est-à-dire se coucher plus tard) que l'inverse. Si vous travaillez au rythme des 3/8, cela veut dire que vous devez alterner le travail de jour, le travail de soir et le travail de nuit. Des débats sans fin opposent les médecins du travail sur ce sujet. Certains préconisent la rotation rapide (tourner chaque semaine), d'autres, au contraire, de garder chaque poste de travail pendant un mois (rotation longue). Mais si la rotation rapide favorise la privation de sommeil, la rotation longue, elle, impose une rotation importante des horloges… Alors, selon le profil biologique des travailleurs, les modèles sont plus ou moins bien supportés. La tolérance aux rythmes contraints est le seuil prioritaire à partager avec les médecins du travail. Malheureusement, les entreprises ne peuvent pas s'adapter au rythme de chaque individu.

Il est souvent compliqué pour nombre de mes patients de changer ses rythmes car il y a des bénéfices financiers et d'organisation à travailler en 3/8. Néanmoins, il faut comprendre que la santé est indispensable pour conserver son travail et qu'on ne peut pas jouer sur le sommeil. Quand je reçois en consultation des travailleurs qui ont le même rythme d'un travail posté pendant plusieurs années, immanquablement, le problème s'aggrave avec le temps pour aller jusqu'à des arrêts de travail et parfois une reconversion forcée : rien ne sert de lutter, il vaut mieux choisir de se recycler (quand c'est possible). Il ne faut pas hésiter à en parler à la médecine du travail : dans les grands groupes industriels, il existe des possibilités de reconversion ou de changement de poste.

Ainsi, quel que soit votre âge, si vous êtes en 3/8, le principe à respecter est le suivant : à partir du moment où votre corps commence à se plaindre, il faut demander à passer sur un poste fixe, de nuit si besoin. Si cela est impossible ou insatisfaisant pour votre santé, il faut privilégier une reconversion en emploi de jour. C'est souvent problématique dans les petites entreprises mais il ne faut pas essayer de composer entre les enjeux professionnels et votre santé car au final, les problèmes de sommeil ne feront que s'aggraver et vous serez perdant.

### Surmenage, concours et examens : ne perdez pas le contrôle !

En période de concours, d'examens ou de travail intense, un peu à l'image de la nuit blanche, il faut savoir utiliser chaque heure de la journée pour être le plus productif possible. La plus grande erreur commise par les étudiants, les hommes politiques en campagne ou les architectes en « charrette » est de privilégier l'activité sur le sommeil. Cela peut avoir des conséquences extrêmement néfastes, comme l'a montré l'équipe du Pr David Dinges[95], qui a privé de sommeil des jeunes pendant deux semaines pour mesurer l'effet cumulatif du manque de sommeil.

En mesurant le temps de réaction, il a constaté qu'un sommeil de six heures au lieu de huit heures pendant quinze jours entraîne une perte de performances comparable à une nuit blanche et demie. Un sommeil de quatre heures pendant quinze jours aboutit carrément à une perte de sommeil comparable à trois nuits blanches consécutives. De façon étrange, durant l'expérience, au bout de quelques jours les volontaires ne ressentaient pas de somnolence et avaient un état d'éveil stable, comme s'ils s'étaient habitués à ce nouveau régime de sommeil, alors que leurs performances se dégradaient de jour en jour. Cela peut expliquer la tolérance qu'ont certaines personnes à se mettre en dette de sommeil – en période de bachotage, par exemple. Attention néanmoins à la baisse des performances liée au manque de sommeil !

En cas de surmenage, quel qu'il soit, la règle est de surveiller son hygiène de sommeil, en vous aidant du tableau ou de l'application « Mon agenda de sommeil ». Je vous recommande vivement de ne pas descendre à moins de quarante-neuf heures de sommeil par semaine en vous allouant des jours à six heures, voire cinq heures par nuit compensées par une ou deux siestes flash de quinze minutes dans la journée – ne dépassez pas trente minutes au risque de vous retrouver avec une grosse inertie du sommeil… effet

« tête dans le brouillard » garanti. Évitez absolument toute activité à risque type conduite automobile si vous devez temporairement réduire votre sommeil.

**Les vertus de la sieste flash**

Pour profiter au mieux d'un sommeil « flash » (ou de courte durée) qui évite l'effet « gueule de bois » produit par trop de sommeil lent profond, il ne faut pas dépasser une durée de 10 à 20 minutes. Bien souvent, en milieu d'après-midi ou après le déjeuner se présente un pic de somnolence propice à ce petit somme. On peut aussi dormir plus tard dans l'après-midi mais cela témoigne vraiment d'un gros manque de sommeil et peut alors rendre difficile la nuit suivante. Pour gagner en efficacité, n'hésitez pas à boire un café avant de vous allonger : votre sieste flash sera interrompue automatiquement par l'effet stimulant du café, ce dernier agissant au bout de 15 minutes.

Si vous êtes somnolent en raison d'un manque ponctuel de sommeil (un important travail à terminer qui a rogné sur plusieurs nuits successives), vous pouvez vous autoriser un court somme de 10 minutes toutes les quatre heures. C'est la technique préférée des commandos à qui on recommande, quand ils sont en pause, assis par terre, d'appuyer leur tête sur leur sac à dos placé entre les jambes et de chercher le sommeil. Au bureau, vous pouvez incliner votre fauteuil en arrière pour ce type de sieste… à condition que personne ne vienne vous déranger. Pour un meilleur bénéfice, privilégiez la pause déjeuner, quitte à prendre un encas sur place avant la sieste flash plutôt que de déjeuner au restaurant d'entreprise.

Si vos nuits sont hachées pendant plusieurs jours ou plusieurs semaines à cause d'un travail particulièrement fatigant et chronophage, faites tout votre possible pour rattraper votre sommeil en retard avec au moins une nuit de huit heures toutes les quatre nuits. Si vous subissez un stress absolu, passez à cinq heures par nuit avec deux fois trente minutes de sieste (une sieste à 13 heures et une autre à 19 heures, par exemple) pour pouvoir veiller tard dans la nuit. Ces siestes seront essentiellement composées de sommeil lent profond, qui réduira massivement votre pression homéostasique. Grâce à l'échelle d'Epworth, observez sur une période d'une semaine comment se dégrade votre score de somnolence : n'allez pas au-delà de 15/24 sur l'échelle, où vous commencerez à entrer dans une zone à haut risque.

Dans ce contexte de surmenage, surtout ne conduisez plus et privilégiez les transports en commun ou les taxis (pratiques pour les siestes flash). En plus des siestes, vous pouvez consommer de la caféine, mais sachez qu'en usage prolongé, cela finira par attaquer votre estomac… surtout si vous êtes stressé. Au besoin, un traitement antiacide (préconisé en cas d'ulcère) peut limiter les dégâts sur de courtes périodes, mais cela n'aura aucun effet si vous avez absorbé une trop forte quantité de caféine (tachycardie, tension artérielle). La règle est toujours la même : en premier lieu, privilégier le sommeil !

## Rester efficace malgré une nuit blanche

Les raisons de passer une nuit blanche sont multiples, y compris dans son lit avec un nouveau partenaire sexuel, par exemple, ou devant des séries télévisées ou encore sur les réseaux sociaux. Dans ce contexte, habituellement, on s'expose à un risque limité car on est dans son lit, mais cela peut malgré tout faire de gros dégâts sur notre hygiène de sommeil.

Il est plus préoccupant d'être forcé à passer une nuit blanche parce que l'on est de garde aux urgences ou parce qu'on doit se déplacer pour des raisons vitales, par exemple. Dans ce contexte, notre corps va utiliser toutes ses ressources pour se maintenir éveillé, et la modification de la pression sanguine est une excellente arme pour maintenir son éveil. Les militaires, s'ils ne peuvent pas bouger, savent que faire des pompes est un excellent moyen de se maintenir éveillé : essayez si vous êtes dans une situation statique !

Une autre stratégie consiste à utiliser le sommeil dit polyphasique que les marins connaissent bien et qui a pour particularité d'optimiser le sommeil lent profond. Les militaires l'utilisent en se couchant quelques minutes sur leur sac à dos à la recherche d'un peu de sommeil. Léonard de Vinci, lui, connu pour sa grande productivité artistique, prônait de dormir sur des périodes courtes, de quinze minutes, pour réduire la durée totale de sommeil par vingt-quatre heures. On sait qu'une heure de sommeil restaure à peu près 50 % des performances du cerveau, il y a donc tout intérêt, si on doit passer une nuit blanche, à s'autoriser de petits breaks, même de quinze minutes seulement.

Malgré tout, sachez que la résistance au sommeil est toujours plus difficile entre 2 heures et 5 heures du matin, essayez donc de ne pas prendre de décisions cruciales ou de vous livrer à des activités à risque pendant cette période…

### Douleurs et sommeil

Un des pires cauchemars du spécialiste du sommeil est la prise en charge de patients souffrant de troubles du sommeil associés à des syndromes douloureux. Plusieurs grandes études ont clairement montré l'association entre les troubles insomniaques et les plaintes douloureuses et prouvent l'existence d'une relation complexe et bidirectionnelle entre insomnie et douleur qu'il faut analyser clairement afin de proposer des thérapies efficaces.

### *Ne minimisez pas la fonction antalgique du sommeil*

L'insomnie est un facteur de risque reconnu des douleurs chroniques. Depuis que la pratique de la torture existe, on sait que la privation de sommeil entraîne une réaction dite hyperalgique qui rend extrêmement sensible à la douleur. On sait aussi que chez des malades qui souffrent de douleurs musculo-squelettiques, de migraines ou de douleurs temporo-mandibulaires, ceux qui rapportent des plaintes insomniaques rapportent aussi des niveaux de douleur plus élevés.

Durant le sommeil se met en place un filtre antidouleur qui permet de moins ressentir les stimuli externes et favorise l'approfondissement du sommeil. Vous pouvez faire vous-même le test : lorsque votre conjoint est profondément endormi, si vous lui mordez l'oreille, il se réveillera difficilement, alors que si vous faites la même chose en début de nuit, vous risquez d'entendre son mécontentement ! Les insomniaques ont tendance à perdre cette fonction « antalgique » du sommeil, ce qui explique les plaintes douloureuses accrues.

### *Douleur, dépression et insomnie : comment sortir de l'engrenage ?*

Pour rendre les choses complexes, certaines douleurs peuvent vous rendre insomniaques. La célèbre Nord Trondelag Health Study, qui a porté sur plus de 19000 Norvégiens[96], a révélé que les personnes souffrant de migraines ou de douleurs musculo-squelettiques avaient presque deux fois plus de risques de développer des insomnies. Ce sont les malades qui avaient le plus de mal à se déplacer, à avoir des contacts sociaux et à maintenir une activité physique qui étaient les plus enclins à développer ces douleurs. Ici encore, on notera l'importance du lien social pour protéger son sommeil…

Pour couronner le tout, on sait que l'insomnie peut favoriser le risque de dépression, qui gagne également les patients souffrant de douleurs chroniques. Cette enquête européenne sur 19000 participants a bien constaté les liens entre insomnie, douleurs et dépression, et une autre a même confirmé que la présence d'anxiété ou de dépression chez des patients douloureux renforçait fortement le risque d'insomnie chronique dans l'année[97].

Il existe donc bien une relation infernale entre douleur, insomnie et dépression qui peut donner des pistes intéressantes de soin. La meilleure d'entre elles combine des médicaments contre la douleur, des somnifères et des antidépresseurs : cela fait beaucoup, certes, mais il faut parfois en passer par là pour obtenir des résultats… Si vous vous reconnaissez dans ce tableau, je vous recommande de consulter en priorité un centre antidouleur, puis un centre de sommeil, l'inverse n'ayant que peu de chances de fonctionner.

## Enceinte, il est parfois difficile de trouver le sommeil

Un bon sommeil est une condition importante pour assurer la santé maternelle et la bonne croissance du fœtus. Paradoxalement, la grossesse est presque une condition expérimentale pour mettre à mal le sommeil des futures mamans, perturbé par deux facteurs principaux : la transformation du corps et les changements hormonaux. Pourtant, la durée du sommeil est aussi importante pour le bébé que pour la future maman. Plusieurs études ont révélé qu'une durée de sommeil plus courte (autour de 5 heures par nuit en semaine) durant la grossesse favorisait la naissance prématurée de l'enfant[98].

### *Surveillez votre poids*

La prise de poids liée à la grossesse peut faire apparaître le syndrome d'apnées du sommeil, qui peut être aggravé par des congestions nasales au cours des deuxième et troisième trimestres. Ces apnées du sommeil peuvent compliquer les risques d'une éventuelle hypertension artérielle ou d'un diabète gestationnel, il est donc important de surveiller la qualité de votre sommeil, un début de ronflement et la somnolence au cours de la grossesse. Il est normal de prendre du poids quand on est enceinte, mais si une maladie existe avant la grossesse – comme une hypertension ou un état prédiabétique –, vous devez vraiment surveiller votre sommeil avec attention. N'hésitez pas à prendre rendez-vous dans un centre de sommeil en accord avec votre gynécologue.

La prise de poids aggrave également les lombalgies, que l'on soulagera en position couchée… ce qui a pour conséquence d'augmenter le temps passé au lit, ce qui, mécaniquement, favorise les éveils intranocturnes. Si l'on vous prescrit du repos, pensez à le faire dans un endroit où vous êtes sûre de ne pas piquer du nez dans l'après-midi. Appelez une amie ou travaillez en position couchée pour être certaine de ne pas faire de sieste intempestive. De la même façon, si vous vous allongez en fin de journée, faites-le au milieu du salon, par exemple. Choisissez un endroit où vous pouvez interagir avec votre famille pour ne pas somnoler trop tôt dans la soirée.

### *Attention au pic d'insomnie au troisième trimestre*

Au cours de la grossesse, on retrouve une autre pathologie du sommeil : le syndrome des jambes sans repos, qui perturbe l'endormissement et peut être associé à des mouvements ou des crampes nocturnes. La carence en folate et en fer au cours de la grossesse a été évoquée pour expliquer l'apparition de ce syndrome, tout comme la privation de sommeil, le stress et l'anxiété.

L'insomnie est souvent plus présente au troisième trimestre, en raison de la gêne physique mais aussi de la modification de synthèse hormonale (ACTH, cortisol, œstrogènes, progestérone), qui change le sommeil ou produit des symptômes tels que le syndrome des jambes sans repos, ou le syndrome d'apnées obstructives du sommeil. L'élévation de la température corporelle peut jouer elle aussi un rôle pour rendre difficiles l'endormissement et la continuité du sommeil. L'insomnie n'est pas à prendre à la légère car après la naissance elle entraîne un stress hypnique important avec les éveils répétés du bébé. Si un trouble chronique s'installe alors, il sera difficile à traiter : plus tôt on intervient au cours de la grossesse, mieux on passe ce cap difficile. Comme les traitements médicamenteux sont fortement déconseillés tout au long de la grossesse, on privilégiera une thérapie cognitivo-comportementale (TCC) fondée sur votre rythme de sommeil et votre perception de ce dernier.

### *Gare au baby-blues*

Après la naissance du bébé, on peut être confronté à sommeil perturbé temporaire qui se traitera simplement par des siestes pour récupérer. Un traitement médicamenteux sera possible dans les cas extrêmes, avec un sevrage accompagné, en mettant en place un relais entre les parents pour s'occuper du bébé la nuit, si besoin.

Un dernier point important à surveiller au cours de la grossesse est le moral. Si un heureux événement est habituellement, comme son nom l'indique, une source intense de bonheur pour la famille, beaucoup de femmes connaissent un syndrome dépressif que les Anglo-Saxons ont baptisé le baby-blues. Ce trouble de l'humeur est en lien direct avec la perturbation de la durée du sommeil au cours de la grossesse. Les mamans qui dorment moins de cinq heures ou plus de dix heures par nuit ont plus de chances d'être touchées par le baby-blues après la naissance de leur bébé[99].

### Les médicaments qui affectent la veille et le sommeil

Il est quasiment impossible de lister ici tous les médicaments qui interagissent avec le sommeil, mais on peut distinguer ceux qui sont censés agir sur le cerveau et les autres.

Dans leur grande majorité, les psychotropes agissent sur le sommeil. Et il suffit de regarder les emballages pour être frappé du nombre de pictogrammes orange – voire rouges – qui ornent ces derniers pour souligner leur dangerosité notamment sur la conduite automobile. En numéro un, on retrouve les médicaments pour dormir dont l'effet se prolonge dans la journée et qui peuvent entraîner une somnolence excessive ; mais aussi les médicaments pour les anesthésies brèves – comme le propofol, dont Michael Jackson était friand pour s'endormir –, qui sont les drogues les plus sédatives. Viennent ensuite les anxiolytiques que l'on prend pour s'aider à dormir (Témesta, Lexomil, Tranxène…) mais qui ne reposent pas nécessairement et créent des difficultés cognitives le lendemain (perte de mémoire et de concentration, ralentissement des réflexes…). Les antidépresseurs sont aussi connus pour provoquer chez certaines personnes des effets tranquillisants, en particulier au début du traitement. Les antiépileptiques, les myorelaxants, appartenant aussi à la famille des benzodiazépines, sont souvent sédatifs, comme les antihistaminiques que l'on peut prendre pour dormir mais aussi contre le rhume des foins !

Au-delà du simple effet de la drogue, les attentes liées à leur consommation sont un facteur majeur qui explique les effets secondaires liés à la consommation des psychotropes.

Si l'on trace une ligne horizontale allant du meilleur des sommeils au pire, on trouve, à gauche, un sommeil naturel, associé à une excellente hygiène de vie et une véritable conscience du rôle important d'un bon sommeil. À droite, un sommeil chimique qui se moque des rythmes et des durées et qui veut fonctionner sur un mode on/off. Si les médicaments hypnotiques fonctionnent bien pour augmenter l'efficacité du sommeil, ils n'ont aucun effet sur l'hygiène. Pire, ils laissent à penser que l'on pourrait déclencher son sommeil sur commande. La réalité est l'exact contraire puisque l'endormissement est principalement lié à la durée de veille et donc à l'heure de réveil.

De surcroît, pour tenter de limiter l'addiction aux hypnotiques, leur prescription ne dépasse pas vingt-huit jours, et il est rare qu'un sevrage soit proposé en fin de traitement. L'effet obtenu ressemble à un parcours à 130 km/h sur autoroute en plein confort qui se terminerait par un atterrissage dans une piste de sable… Très mal vécu par la majorité des consommateurs, ce type de comportement explique l'explosion des prescriptions d'antidépresseurs (dont la durée n'est pas limitée pour traiter l'insomnie).

Certains antidépresseurs ont une action positive sur le sommeil et agissent en dehors de toute forme de tristesse, d'autres peuvent jouer sur l'anxiété pour procurer un bénéfice à ceux qui les prennent, mais ce n'est qu'un pis-aller. Si vous souffrez d'insomnie depuis longtemps, mieux vaut consulter directement dans un centre de sommeil que tester toutes les molécules du marché.

Une autre stratégie souvent utilisée par ceux qui manquent de sommeil est le recours aux plantes. Celles-ci sont bien, à mes yeux, des médicaments, puisqu'elles ont l'intention de traiter, mais leurs impacts sont discutables. Sachant que l'effet placebo peut améliorer 30 % des symptômes, on ne peut que partir gagnant au début d'un tel traitement. Cependant, les choses se compliquent au fil du temps, car l'effet placebo s'épuise et la seule plante ayant montré un réel résultat est la valériane, qui se consomme habituellement en tisane. Seul petit problème ici, une odeur parfois dérangeante qui rappelle les chaussettes trop portées…

Une autre substance souvent consommée est la mélatonine, dont l'effet principal est une resynchronisation du sommeil. Parfait pour le changement d'heure et le décalage horaire, elle n'a pourtant pas révélé son efficacité dans le domaine de l'insomnie pure. Mais on vante également ses vertus antioxydantes, ce qui justifie son usage pour lutter contre le vieillissement et l'apparition de cancers.

Attention également à l'usage des corticoïdes pour « tenir le coup » – une pratique répandue dans le milieu médical pour enchaîner les gardes ou en période d'examens. Ces derniers boostent la production de corticoïdes, comme le fait le corps naturellement au réveil, mais cela peut entraîner des épisodes de fatigue extrême lorsqu'on arrête de le prendre. À déconseiller vivement pour traiter la fatigue si on ne veut pas finir aux urgences.

N'oubliez pas que la « médication sauvage » à base de café ou de boissons énergisantes ne remplacera jamais une consultation dans un centre de sommeil. La Société française de recherche et médecine du sommeil en a accrédité plus de soixante-dix qui couvrent toute la France[100]. Vous trouverez des conseils avisés pour chaque problème de sommeil dans ces centres qui proposent, en plus des hypnotiques, des médicaments éveillants pour les malades souffrant de somnolence excessive (comme les narcoleptiques) ou les malades apnéiques que le traitement par ventilation nocturne ne suffit pas à rendre éveillés.

**À la retraite, gardez le rythme !**

Si un départ à la retraite est souvent perçu comme le « bout du tunnel » après des années de labeur acharné, c'est aussi une période complexe où le désœuvrement et la perte des rythmes sociaux sont importants. Il faut donc s'imaginer un nouveau

« travail » qui va rythmer vos jours et vos nuits afin de conserver vos horloges bien actives. Cette étape est cruciale car, dès 60 ans, la pression homéostatique baisse régulièrement et le sommeil est plus court. À partir de cet âge, une nuit de sommeil de six heures n'est pas anormale, et plus on avance en âge, plus les besoins diminuent.

Il y a alors deux catégories d'individus face à la réduction du sommeil. Ma chère tante Yolande appartient clairement à la première : lorsqu'elle se réveille la nuit, elle grignote un petit gâteau avec de la confiture, jette un œil distrait à *La Dépêche du Midi* puis retourne se coucher comme si de rien n'était, quand les autres restent à tout prix dans leur lit au risque d'aggraver leur perception insomniaque et ses ruminations… Je vous laisse deviner qui a raison – sauf peut-être pour garder la ligne…

En vieillissant, si on surveille de moins en moins ses horaires de lever et l'envie de se maintenir éveillé le soir, on court droit vers l'insomnie dont beaucoup de personnes âgées souffrent. Fort heureusement, une retraite active combinée avec des horaires de lever et de coucher bien maîtrisés doit empêcher l'arrivée de troubles du sommeil.

Le vieillissement se caractérise par une avance de phase : un réveil matinal n'est pas ce qu'il y a de plus compliqué à conserver quand on s'arrête de travailler. Vous pouvez organiser votre matinée autour d'une séance de stretching et de renforcement musculaire puis d'un bon petit déjeuner avant une promenade. Il ne faut pas hésiter non plus à sortir le soir : cinéma, sport, rencontres culturelles ou ludiques, et dîners entre amis pour maintenir une journée suffisamment active pour rester éveillé.

Si on est en couple, on peut se livrer à des activités partagées. Si on vit seul, il faut essayer de garder un bon niveau de socialisation car, avec la lumière, les interactions sociales sont l'un des plus forts synchroniseurs des horloges biologiques. Aller au travail, ce n'est pas simplement accomplir une tâche, c'est aussi s'intégrer socialement et c'est un élément protecteur vis-à-vis des rythmes ainsi que des troubles de l'humeur (sauf si on est persécuté par sa hiérarchie !).

## Profitez des vacances pour tester de nouveaux modèles de sommeil

Ah, les vacances ! Voici enfin venu le temps de se retrouver avec soi-même… ou pas ! Il y a deux sortes de vacanciers : les premiers vont mettre en place un programme de remise en forme en s'octroyant des siestes, en faisant du sport et en mangeant équilibré, quand les autres choisiront de multiplier les excès, idéalement en dormant le moins possible pour profiter au mieux des endroits festifs, de jour comme de nuit – surtout de nuit. Participant encore moi-même aux sorties nocturnes – sujet du soir oblige –, je ne peux raisonnablement pas prendre parti pour l'une ou l'autre de ces catégories ; je préconise plutôt une troisième qui profitera des vacances pour tester de nouveaux modèles de sommeil.

*Tendance* healthy *ou roi du* dance-floor *?*

Aux adeptes de la remise en forme, je suggère de planifier un coucher à une heure à peu près fixe (plus ou moins une heure) en fonction du programme d'activité, et de laisser un réveil libre afin de connaître, après dix jours, les besoins réels de sommeil. Si vous ne modifiez pas en permanence vos horaires de lever et de coucher, votre corps pourra récupérer une éventuelle dette de sommeil et se caler ensuite sur une durée assez stable de sommeil qui correspondra à vos besoins réels. Évitez la sieste, pour ne pas modifier votre pression de sommeil, et en dix jours vous saurez exactement combien d'heures de sommeil il vous faut !

Pour les *night-clubbers*, une autre option consiste à explorer le sommeil dit polyphasique, c'est-à-dire un sommeil décliné avec une sieste dans la journée. Cela tombe bien, toutes les plages d'Ibiza, Saint-Tropez, Mykonos et autres lieux festifs proposent des matelas sur le sable : évitez de vous mettre au pied de la sono et en plein soleil, et apprenez à faire un somme pour couper en deux la journée. La facilité vous fera choisir une sieste post-déjeuner vers 14-15 heures, mais une sieste vers 18 heures sera plus efficace pour tenir jusqu'aux afters qui ouvrent généralement vers 5 heures du matin. Je déconseille l'usage abusif de cocktails à base de boissons énergisantes qui fragmentent le sommeil ; et pour lutter contre la déshydratation – surtout si vous êtes le roi ou la reine du *dance-floor* –, buvez beaucoup d'eau en deuxième partie de nuit.

*Restez en mode vacances pour renouer avec le plaisir du sommeil*

Dans tous les cas, les vacances doivent vous remettre dans des conditions où le sommeil n'est plus une contrainte mais un plaisir. Même si vous pensez qu'on dormira quand on sera morts, une petite sieste de temps en temps est un plaisir auquel vous pouvez succomber délicieusement. Comme pour l'appétit, le sommeil a une certaine capacité d'extension, et vous pouvez vous abandonner à la grasse matinée qui sera composée d'un sommeil plus ou moins léger en fonction de votre dette de sommeil.

Après les vacances, votre objectif est de ne pas avoir à programmer de réveil pour vous lever : évitez donc les levers trop tardifs car vous serez rapidement confronté à un jet-lag social à votre retour. De moins en moins de Français prennent un mois complet de congés, il y a donc fort à parier qu'au bout de quinze jours de vacances vous repartirez dans votre schéma classique métro-boulot-dodo. Alors, si vous avez le loisir de changer de rythme pendant quatre semaines, testez la durée mais aussi votre heure optimale de lever. On s'enferme souvent dans une routine liée aux contraintes sociales et on oublie de s'écouter. Avec l'âge, on a tendance à devenir « du matin », mais un pourcentage non négligeable d'entre nous reste sur un mode « sujet du soir » : une heure de lever un peu décalée (7 h 20 au lieu de 7 heures, par exemple) vous donnera presque deux heures de sommeil en plus par semaine, pensez-y sérieusement avant d'attaquer la rentrée. Enfin, prendre une douche le soir et préparer ses affaires du lendemain avant de se mettre au lit peut faire gagner un bon quart d'heure qui vous reposera plus que vous ne pensez au cours de l'année. Souvenez-vous que le sommeil est cumulatif !

**Comment remédier au jet-lag**

Le jet-lag ou « décalage horaire » est un phénomène bien connu des voyageurs aériens transcontinentaux. Son mécanisme repose sur un décalage rapide de l'exposition aux synchroniseurs externes (lumière, activité sociale, activité physique) alors que le corps reste plus longtemps sur le rythme horaire du continent de départ.

*Vers l'ouest, retardez votre horloge interne*

Il faut se souvenir que lorsque l'on voyage vers l'ouest, à New York, par exemple, on se dirige dans un pays qui se trouve en retard de phase par rapport à la France : là-bas, il est six heures plus tôt : à 9 heures du matin chez nous, il n'est encore que 3 heures du matin chez nos amis américains, à 18 heures chez nous, il est midi chez eux, et à minuit chez nous, 18 heures à New York.

Par conséquent, pour un tel voyage, on veut retarder son horloge interne de six heures. Pour cela, on dispose de trois moyens.

1) La lumière : pour retarder son horloge biologique, il faut s'exposer à la lumière avant son pic

nocturne de mélatonine (vers 2 heures du matin). Donc, en pratique, en arrivant à destination, il faut rester dehors pour profiter de la lumière naturelle. Une promenade dans un parc vers 17 heures ou 18 heures (heure locale) est idéale pour bien recaler son rythme.

2) L'activité physique : si la lumière fait défaut l'hiver, on peut tenter de la remplacer par une activité physique. Une heure à la salle de gym de l'hôtel ou un bon footing avant d'aller dîner fera l'affaire ; le mieux est de le faire à plusieurs pour combiner sport et contacts sociaux.

3) Les contacts sociaux : si vous voyagez en hiver et que vous ne disposez pas d'une salle de gym, privilégiez une sortie au restaurant avec des amis pour avoir des contacts sociaux.

Ce qu'il ne faut pas faire : assister à une réunion tôt le matin aux États-Unis vous ramènera sur l'heure européenne ; un footing matinal aura le même effet, surtout en pleine lumière. Si vous devez passer du temps dehors, portez des lunettes de soleil le plus occlusives possible (œil de mouche pour les dames et lunettes de glacier pour les hommes).

### *Vers l'est, avancez votre rythme*

À votre retour des États-Unis ou si vous voyagez en Chine, pour avancer votre horloge interne de sept heures, vous disposez à nouveau de trois moyens.

1) La lumière : exposez-vous à la lumière après votre pic nocturne de mélatonine, donc, en pratique,

en arrivant en France, il faut éviter toute lumière en portant des lunettes noires si vous arrivez dans l'après-midi. Le matin, au contraire, la pleine exposition est vivement recommandée.

2) L'activité physique : un bon footing ou une promenade tôt le matin avant d'aller travailler fera l'affaire. Pas de lunettes de soleil, bien au contraire, il faut combiner activité physique et luminothérapie.

3) Les contacts sociaux : essayez, dans la mesure du possible, d'attaquer les réunions tôt le matin pour optimiser le retour au rythme européen. Le soir, en revanche, privilégiez un travail solitaire dans un environnement peu éclairé.

Ce qu'il ne faut pas faire : retrouver des amis à la terrasse d'un café à l'heure de l'apéritif pour raconter votre voyage est une mauvaise idée, même avec des lunettes de soleil sur le nez. Idem pour un footing qui pourrait vous tenter le soir après dix heures d'avion : reportez-le à la semaine suivante.

Toutes ces mesures naturelles devraient vous permettre de lutter contre le jet-lag efficacement. Toutefois, nombre de voyageurs consomment de la mélatonine pour resynchroniser artificiellement leur rythme circadien. Dans ce cas, il faut consommer la mélatonine à l'heure du coucher du pays dans lequel vous arrivez. Enfin, vous pouvez également utiliser des sources lumineuses artificielles, les « luminettes » sont un dispositif miniaturisé ingénieux qui permet de voyager avec sa photothérapie, voire de l'emporter sur son lieu de travail.

# Conclusion

Avec ce livre, vous en savez désormais plus sur les différents effets du sommeil sur notre santé et vous avez toutes les pistes pour le renforcer et le préserver. Si 15 % de la population souffre d'insomnie, nous sommes 100 % à dormir et ce livre profitera à chacun d'entre vous pour corriger un problème comme pour renforcer votre sommeil naturel. Plusieurs messages délivrés au fil de ces pages doivent dorénavant vous accompagner quotidiennement.

Le point fondamental à retenir est le lien entre la santé et le sommeil. En effet, le sommeil n'est pas un simple instant passif où le corps se repose, mais bien un changement d'état du fonctionnement de votre corps qui impacte chacune de vos fonctions, de votre respiration à votre rythme cardiaque sans oublier la production de vos hormones. Un bon sommeil, ce n'est pas simplement être reposé mais être en bonne santé. Et c'est votre meilleure arme antifatigue !

Ainsi la notion d'hygiène de sommeil est extrêmement importante et concerne chacun d'entre nous. Depuis des années, on nous parle d'hygiène alimentaire (les fameux 5 fruits et légumes par jour), les campagnes soutenues sur les risques liés à l'obésité et les dangers d'une consommation excessive de sodas ou des graisses saturées se multiplient. Plus récemment, ce sont des messages sur l'activité physique qui sont diffusés dans tous les médias et jusque sur les portes du ministère de la Santé (marchez 10000 pas par jour !) afin de combattre la sédentarité et réduire le risque cardio-vasculaire. Alors que le sommeil occupe un tiers de notre vie et que nous sommes confrontés à une réduction massive de la durée de sommeil entraînée par la métamorphose de nos sociétés, rien n'émerge dans les campagnes de santé publique sur les besoins de sommeil chez l'enfant, l'adulte et la personne âgée. On connaît les dangers d'une mauvaise hygiène de sommeil, du risque d'accidents de la route à la survenue d'une obésité. Pourtant, malgré cela, le simple message signifiant qu'il nous faut **7 heures de sommeil minimum 7 jours sur 7** reste complètement inaudible. Ce livre est justement là pour vous expliquer ce qu'est une bonne hygiène de sommeil et comment l'adapter à votre âge et votre mode de vie.

Alors que la majorité des campagnes de santé publique sont bâties sur des interdits (« Fumer tue », « Un verre ça va, trois verres bonjour les dégâts », « Évitez de manger trop gras, trop sucré, trop salé »), mon message porte sur l'amélioration d'un des plus grands plaisirs au monde : DORMIR !!! Plus de culpabilité, plus d'anxiété, plus de fatigue, grâce à un sommeil adapté en durée comme en qualité (horaires réguliers, bonne literie, chambre aérée…).

Mais il ne faut pas minimiser l'enjeu des maladies du sommeil, très fréquentes et encore pas assez prises en charge. Tout le monde est confronté, un jour ou l'autre, à l'insomnie, et dans ce domaine une bonne hygiène de sommeil est une aide précieuse et souvent bien plus efficace que la prescription parfois trop hâtive d'un somnifère. De la même façon, il est indispensable d'expliquer aux personnes en surpoids qu'une activité physique est une bonne arme contre l'obésité en plus d'un régime adapté. Il faut comprendre que le sommeil est un tout et qu'il est impossible de guérir une maladie du sommeil (insomnie, syndrome d'apnées du sommeil, hypersomnie…) sans commencer par corriger son hygiène de sommeil.

La médecine du sommeil a commencé à se développer mais malheureusement certains praticiens ont encore une vision trop étroite de la prise en charge de la somnolence diurne ou de l'insomnie car ils négligent l'hygiène du sommeil. On les excusera aisément car cette discipline est enseignée depuis peu. Cet enseignement doit être renforcé auprès de tous les soignants, qu'ils soient médecins, infirmiers ou aides-soignants, eux aussi sévèrement touchés par les problèmes de sommeil, en particulier lors de crises sanitaires comme celle que l'on vient de connaître. À la suite du vieillissement de la population et de l'obésité croissante, plus de 5 millions de Français souffrent aujourd'hui du syndrome d'apnées du sommeil dont plus des trois quarts ne sont pas encore diagnostiqués. Malgré cela le sommeil reste quasi inexistant dans la nouvelle loi de santé. Les consultations de thérapies cognitivo-comportementales ne sont pas remboursées contrairement à d'autres pays européens et la solution à l'insomnie repose encore trop sur les médicaments hypnotiques ou les ersatz non remboursés comme l'homéopathie.

J'espère que le programme d'accompagnement personnalisé que je vous propose dans ce livre vous aidera à améliorer nettement votre sommeil. Si ce n'est pas le cas, n'hésitez pas à consulter dans un centre de sommeil de la Société française de recherche et médecine du sommeil. Vous trouverez leurs coordonnées sur internet (srfms.org). Il en existe plus de 70 en France.

Retenez enfin que le sommeil est un tout et qu'il doit être associé à une bonne alimentation et une activité physique régulière pour optimiser votre santé. Renforcer ces trois dimensions, c'est réduire votre niveau inflammatoire et combattre avec vigueur la fatigue accumulée. En prévention ou en traitement, mon programme personnalisé contribuera à réguler votre alimentation, relancer ou poursuivre votre activité physique et fortifier votre sommeil pour construire un bouclier antifatigue à l'épreuve de votre quotidien. En quatre semaines seulement, vous apprendrez à rééquilibrer l'ensemble de votre corps grâce à un sommeil renforcé. Peut-être aurez-vous besoin de consulter un médecin pour vous aider mais tout ce que vous mettrez en place grâce à ce programme sera autant d'atouts pour vous en sortir.

# Votre agenda de sommeil personnalisé

## AGENDA DE SOMMEIL

| Date | Heures | | | | | | | | | | | | | | | | | | | | | | | | | Appréciation | | |
|---|---|---|---|---|---|---|---|---|---|---|---|---|---|---|---|---|---|---|---|---|---|---|---|---|---|---|---|---|
| | 20h | 21h | 22h | 23h | MINUIT | 1h | 2h | 3h | 4h | 5h | 6h | 7h | 8h | 9h | 10h | 11h | MIDI | 13h | 14h | 15h | 16h | 17h | 18h | 19h | 20h | Qualité du sommeil *Bon* *Moyen* *Insuffisant* | Traitement et remarques particulières | Efficacité du sommeil * |
| | | | | | | | | | | | | | | | | | | | | | | | | | | | | |
| | | | | | | | | | | | | | | | | | | | | | | | | | | | | |
| | | | | | | | | | | | | | | | | | | | | | | | | | | | | |
| | | | | | | | | | | | | | | | | | | | | | | | | | | | | |
| | | | | | | | | | | | | | | | | | | | | | | | | | | | | |
| | | | | | | | | | | | | | | | | | | | | | | | | | | | | |
| | | | | | | | | | | | | | | | | | | | | | | | | | | | | |
| | | | | | | | | | | | | | | | | | | | | | | | | | | | | |
| | | | | | | | | | | | | | | | | | | | | | | | | | | | | |
| | | | | | | | | | | | | | | | | | | | | | | | | | | | | |
| | | | | | | | | | | | | | | | | | | | | | | | | | | | | |
| | | | | | | | | | | | | | | | | | | | | | | | | | | | | |
| | | | | | | | | | | | | | | | | | | | | | | | | | | | | |
| | | | | | | | | | | | | | | | | | | | | | | | | | | | | |

**Légende**

Heure de coucher ↓ — Veille □

Heure de lever ↑ — Sommeil ■

**Exemple**

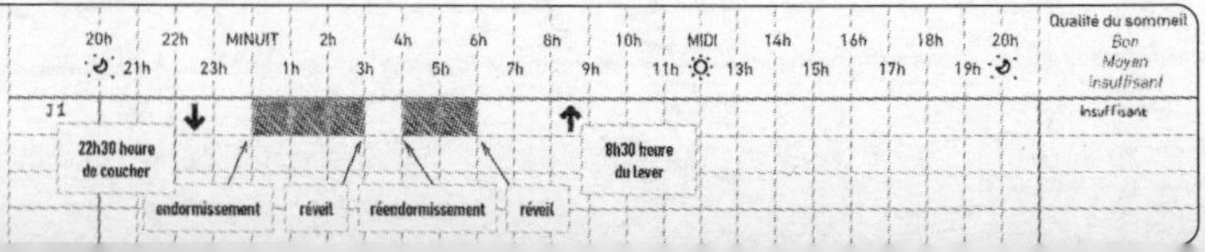


*** Pour calculer l'efficacité de votre sommeil, il faut prendre la durée estimée du sommeil divisée par le temps passé au lit.**

Ex : si je passe **8 heures** au lit et que je pense dormir **7 heures**

# AGENDA DE SOMMEIL

| Date | Heures 20h ☾ | 21h | 22h | 23h | MINUIT | 1h | 2h | 3h | 4h | 5h | 6h | 7h | 8h | 9h | 10h | 11h | MIDI ☼ | 13h | 14h | 15h | 16h | 17h | 18h | 19h | 20h ☾ | Appréciation<br>Qualité du sommeil<br>*Bon*<br>*Moyen*<br>*Insuffisant* | Traitement et remarques particulières | Efficacité du sommeil * |
|---|---|---|---|---|---|---|---|---|---|---|---|---|---|---|---|---|---|---|---|---|---|---|---|---|---|---|---|---|
| | | | | | | | | | | | | | | | | | | | | | | | | | | | | |
| | | | | | | | | | | | | | | | | | | | | | | | | | | | | |
| | | | | | | | | | | | | | | | | | | | | | | | | | | | | |
| | | | | | | | | | | | | | | | | | | | | | | | | | | | | |
| | | | | | | | | | | | | | | | | | | | | | | | | | | | | |
| | | | | | | | | | | | | | | | | | | | | | | | | | | | | |
| | | | | | | | | | | | | | | | | | | | | | | | | | | | | |
| | | | | | | | | | | | | | | | | | | | | | | | | | | | | |
| | | | | | | | | | | | | | | | | | | | | | | | | | | | | |
| | | | | | | | | | | | | | | | | | | | | | | | | | | | | |
| | | | | | | | | | | | | | | | | | | | | | | | | | | | | |
| | | | | | | | | | | | | | | | | | | | | | | | | | | | | |
| | | | | | | | | | | | | | | | | | | | | | | | | | | | | |
| | | | | | | | | | | | | | | | | | | | | | | | | | | | | |

**Légende**

Heure de coucher ↓ Veille (case blanche)

Heure de lever ↑ Sommeil (case hachurée)

**Exemple**

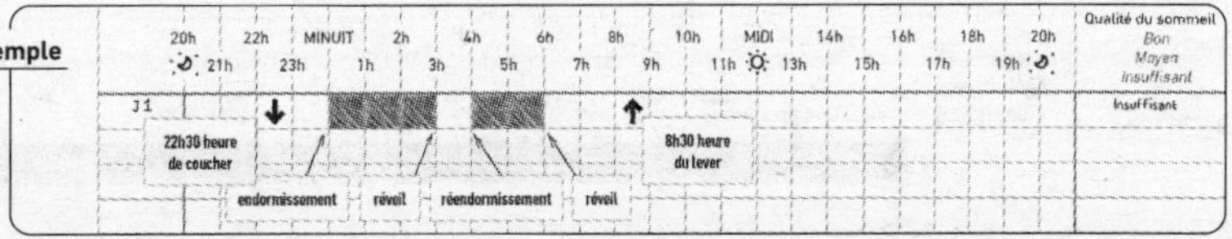


*** Pour calculer l'efficacité de votre sommeil, il faut prendre la durée estimée du sommeil divisée par le temps passé au lit.**
Ex : si je passe **8 heures** au lit et que je pense dormir **7 heures**, mon efficacité de sommeil sera de **87,5 %**

## AGENDA DE SOMMEIL

| Date | Heures: 20h | 21h | 22h | 23h | MINUIT | 1h | 2h | 3h | 4h | 5h | 6h | 7h | 8h | 9h | 10h | 11h | MIDI | 13h | 14h | 15h | 16h | 17h | 18h | 19h | 20h | Appréciation: Qualité du sommeil *Bon* *Moyen* *Insuffisant* | Traitement et remarques particulières | Efficacité du sommeil * |
|---|---|---|---|---|---|---|---|---|---|---|---|---|---|---|---|---|---|---|---|---|---|---|---|---|---|---|---|---|
| | | | | | | | | | | | | | | | | | | | | | | | | | | | | |
| | | | | | | | | | | | | | | | | | | | | | | | | | | | | |
| | | | | | | | | | | | | | | | | | | | | | | | | | | | | |
| | | | | | | | | | | | | | | | | | | | | | | | | | | | | |
| | | | | | | | | | | | | | | | | | | | | | | | | | | | | |
| | | | | | | | | | | | | | | | | | | | | | | | | | | | | |
| | | | | | | | | | | | | | | | | | | | | | | | | | | | | |
| | | | | | | | | | | | | | | | | | | | | | | | | | | | | |
| | | | | | | | | | | | | | | | | | | | | | | | | | | | | |
| | | | | | | | | | | | | | | | | | | | | | | | | | | | | |
| | | | | | | | | | | | | | | | | | | | | | | | | | | | | |
| | | | | | | | | | | | | | | | | | | | | | | | | | | | | |
| | | | | | | | | | | | | | | | | | | | | | | | | | | | | |
| | | | | | | | | | | | | | | | | | | | | | | | | | | | | |

**Légende**

Heure de coucher ↓ — Veille (case blanche)

Heure de lever ↑ — Sommeil (case hachurée)

**Exemple**

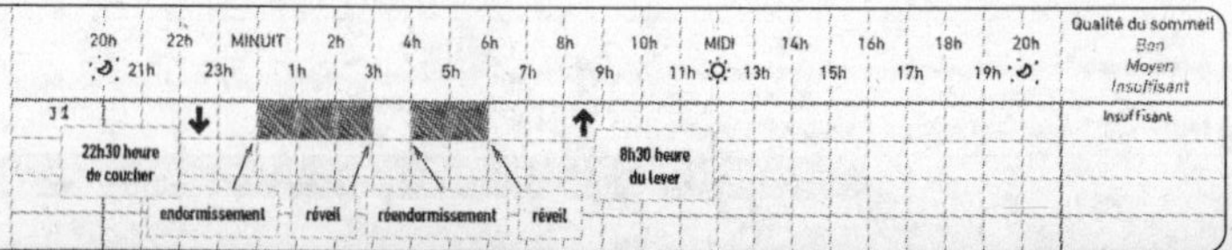


*** Pour calculer l'efficacité de votre sommeil, il faut prendre la durée estimée du sommeil divisée par le temps passé au lit.**
Ex : si je passe **8 heures** au lit et que je pense dormir **7 heures**,

## Notes bibliographiques

1. *Bulletin épidémiologique hebdomadaire* n° 8-9, « Le temps de sommeil en France », 12 mars 2019.

2. Van Dongen, H.P., G. Maislin, J.M. Mullington and D.F. Dinges (2003), « The cumulative cost of additional wakefulness : dose-response effects on neurobehavioral functions and sleep physiology from chronic sleep restriction and total sleep deprivation », *Sleep* **26**(2) : 117-126.

3. Smarr, B.L. and A.E. Schirmer (2018), « 3.4 million real-world learning management system logins reveal the majority of students experience social jet lag correlated with decreased performance », *Sci Rep* **8**(1) : 4793.

4. Dantzer, R., C.J. Heijnen, A. Kavelaars, S. Laye and L. Capuron (2014), « The neuroimmune basis of fatigue », *Trends Neurosci* **37**(1) : 39-46.

5. Hartescu, I., K. Morgan and C.D. Stevinson (2015), « Increased physical activity improves sleep and mood outcomes in inactive people with insomnia : a randomized controlled trial », *J Sleep Res* **24**(5) : 526-534.

6. Watson, N.F., M.S. Badr, G. Belenky, D.L. Bliwise, O.M. Buxton, D. Buysse, D.F. Dinges, J. Gangwisch, M.A. Grandner, C. Kushida, R.K. Malhotra, J.L. Martin, S.R. Patel, S.F. Quan and E. Tasali (2015), « Joint consensus statement of the American Academy of Sleep Medicine and Sleep Research Society on the recommended amount of sleep for a healthy adult : methodology and discussion », *J Clin Sleep Med* 11(8) : 931-952.

7. Watson, N.F., M.S. Badr, G. Belenky, D.L. Bliwise, O.M. Buxton, D. Buysse, D.F. Dinges, J. Gangwisch, M.A. Grandner, C. Kushida, R.K. Malhotra, J.L. Martin, S.R. Patel, S.F. Quan and E. Tasali (2015), « Joint consensus statement of the American Academy of Sleep Medicine and Sleep Research Society on the recommended amount of sleep for a healthy adult : methodology and discussion », *Sleep* 38(8) : 1161-1183.

8. Chen, X., B. Gelaye and M.A. Williams (2014), « Sleep characteristics and health-related quality of life among a national sample of American young adults : assessment of possible health disparities », *Qual Life Res* 23(2) : 613-625.

9. Cappuccio, F.P., D. Cooper, L. D'Elia, P. Strazzullo and M.A. Miller (2011), « Sleep duration predicts cardiovascular outcomes : a systematic review and meta-analysis of prospective studies », *Eur Heart* J 32(12) : 1484-1492.

10. Watson, N.F., M.S. Badr, G. Belenky, D.L. Bliwise, O.M. Buxton, D. Buysse, D.F. Dinges, J. Gangwisch, M.A. Grandner, C. Kushida, R.K. Malhotra, J.L. Martin,

S. R. PATEL, S. F. QUAN and E. TASALI (2015), « Recommended amount of sleep for a healthy adult : a joint consensus statement of the American Academy of Sleep Medicine and Sleep Research Society », *Sleep* 38(6) : 843-844.

11. RIEMANN, D., K. SPIEGELHALDER, C. ESPIE, T. POLLMACHER, D. LEGER, C. BASSETTI and E. VAN SOMEREN (2011), « Chronic insomnia : clinical and research challenges – an agenda », *Pharmacopsychiatry* 44(1) : 1-14.

12. IRWIN, M. R. and M. R. OPP (2017), « Sleep health : reciprocal regulation of sleep and innate immunity », *Neuropsychopharmacology* 42(1) : 129-155.

13. *Ibid.* 2.

14. *Ibid.* 2.

15. BIOULAC, S., C. CHAUFTON, J. TAILLARD, A. CLARET, P. SAGASPE, C. FABRIGOULE, M.-P. BOUVARD and P. PHILIP (2015), « Excessive daytime sleepiness in adult patients with ADHD as measured by the Maintenance of Wakefulness Test, an electrophysiologic measure », *J Clin Psychiatry* 76(7) : 943-948.

16. DAWSON, D. and K. REID (1997), « Fatigue, alcohol and perfomance impairment », *Nature* 388 : 235-235.

17. PHILIP, P., J. TAILLARD, C. GUILLEMINAULT, M. A. QUERA-SALVA, B. BIOULAC and M. OHAYON (1999), « Long distance driving and self-induced sleep deprivation among automobile drivers », *Sleep* 22(4) : 475-480.

18. MITLER, M. M., M. A. CARSKADON, C. A. CZEISLER, W. C. DEMENT, D. F. DINGES and

R.C. Graeber (1988), « Catastrophes, sleep, and public policy : consensus report », *Sleep* 11(1) : 100-109.

19. Liukkonen, T., P. Rasanen, A. Ruokonen, J. Laitinen, J. Jokelainen, M. Leinonen, V.B. Meyer-Rochow and M. Timonen (2007), « C-reactive protein levels and sleep disturbances : observations based on the Northern Finland 1966 Birth Cohort study », *Psychosom Med* 69(8) : 756-761.

20. Irwin, M.R. and M.R. Opp (2017), « Sleep health : reciprocal regulation of sleep and innate immunity », *Neuropsychopharmacology* 42(1) : 129-155.

21. Patel, S.R., A. Malhotra, X. Gao, F.B. Hu, M.I. Neuman and W.W. Fawzi (2012), « A prospective study of sleep duration and pneumonia risk in women », *Sleep* 35(1) : 97-101.

22. Kakizaki, M., S. Kuriyama, T. Sone, K. Ohmori-Matsuda, A. Hozawa, N. Nakaya, S. Fukudo and I. Tsuji (2008), « Sleep duration and the risk of breast cancer : the Ohsaki Cohort Study », *Br J Cancer* 99(9) : 1502-1505.

23. Hamilton, N.A., D. Catley and C. Karlson (2007), « Sleep and the affective response to stress and pain », *Health Psychol* 26(3) : 288-295. Edwards, R.R., D.M. Almeida, B. Klick, J.A. Haythornthwaite and M.T. Smith (2008), « Duration of sleep contributes to next-day pain report in the general population », *Pain* 137(1) : 202-207. Buxton, O.M., K. Hopcia, G. Sembajwe, J.H. Porter, J.T. Dennerlein, C. Kenwood, A.M. Stoddard, D. Hashimoto and G. Sorensen (2012), « Relationship of sleep deficiency to perceived pain and

functional limitations in hospital patient care workers », *J Occup Environ Med* 54(7) : 851-858.

24. GALLICCHIO, L. and B. KALESAN (2009), « Sleep duration and mortality : a systematic review and meta-analysis », *J Sleep Res* 18(2) : 148-158. CAPPUCCIO, F. P., L. D'ELIA, P. STRAZZULLO and M. A. MILLER (2010), « Sleep duration and all-cause mortality : a systematic review and meta-analysis of prospective studies », *Sleep* 33(5) : 585-592.

25. ASERINSKY, E. and N. KLEITMAN (1953), « Regularly occurring periods of eye motility and concomitant phenomena, during sleep », *Science* 118 : 273-274.

26. RAU P., RAU, N., « The sleep of insects : an ecological study », *Ann Entomol Soc. Am* 9 : 227-274, 1916.

27. TOBLER I., J. STALDER, « Rest in the scorpion – A sleep-like state ? » March 1988, *Journal of Comparative Physiology* 163 (2) : 227-235.

28. MUKHAMETOV L. M., A. Y. SUPIN, I. G. POLYAKOVA, « Interhemispheric asymmetry of the electroencephalographic sleep patterns in dolphins », *Brain Res*, 1977 Oct 14, 134(3) : 581.

29. LAPIERRE J. L., KOSENKO P. O., KODAMA T., PEEVER J. H., MUKHAMETOV L. M., LYAMIN O. I., Siegel – « Symmetrical serotonin release during asymmetrical slow-wave sleep : implications for the neurochemistry of sleep-waking states », JM Version 2. *J Neurosci.* 2013 Feb 6 ; 33(6) : 2555-61.

30. SICLARI F., G. TONONI, « Local aspects of sleep and wakefulness », *Curr Opin Neurobiol*, 2017. Jun ; 44 : 222-227.

31. HUBER *et al.*, « Local sleep and learning », *Nature* 2004 Jul 1.

32. *Ibid.* 2.

33. XIE L., H. KANG, Q. XU, M.J. CHEN, Y. LIAO, M. THIYAGARAJAN, J. O'DONNELL, D.J. CHRISTENSEN, C. NICHOLSON, J.J. ILIFF, T. TAKANO, R. DEANE, M. NEDERGAARD, « Sleep drives metabolite clearance from the adult brain », *Science.* 2013 ; 342:373-377.

34. ASCHOFF J. *et al.*, « Human circadian rhythms in continuous darkness : entrainment by social cues », *Science,* 15 jan 1971 : Vol. 171, Issue 3967, pp. 213-215.

35. WEHR T., « A Brain-warming function for REM sleep », *Neurosci Biobehav Rev.* 1992 ; 16(3) : 379-97.

36. KRAUCHI K., C. CAJOCHEN, E. WERTH, A. WIRZ-JUSTICE, « Warm feet promote the rapid onset of sleep », *Nature*, 1999 Sep 2 ; 401(6748) : 36-7.

37. CHANG *et al.*, « Circadian gene variants influence sleep and the sleep electroencephalogram », *Humans. chronobiol int* 2016 ; 33(5) : 561-73.

38. BOWLER, J. and P. BOURKE (2019), « Facebook use and sleep quality: Light interacts with socially induced alertness », *Br J Psychol* 110(3) : 519-529.

39. ROENNEBERG T., T. KUEHNLE, M. JUDA, T. KANTERMANN, K. ALLEBRANDT, M. GORDIJN, M. MERROW, « Epidemiology of the human circadian clock », *Sleep Med Rev.* 2007 Dec ; 11(6) : 429-38. doi : 10.1016.

40. C. A. CZEISLER 1, J. F. DUFFY, T. L. SHANAHAN, E. N. BROWN, J. F. MITCHELL, D. W. RIMMER, J. M. RONDA, E. J. SILVA, J. S. ALLAN, J. S. EMENS, D. J. DIJK, R. E. KRONAUER (1999), « Stability precision and near-24-hour period of the human circadian pacemaker », *Science*. June 25 ; 284 (5423) : 2177-81.

41. *Ibid.* 39.

42. BASTIEN, C. H., I. TURCOTTE, G. ST-JEAN, C. M. MORIN and J. CARRIER (2013), « Information processing varies between insomnia types : measures of N1 and P2 during the night », *Behav Sleep Med* 11(1) : 56-72.

43. LI, L., C. WU, Y. GAN, X. QU and Z. LU (2016), « Insomnia and the risk of depression : a meta-analysis of prospective cohort studies », *BMC Psychiatry* 16(1) : 375.

44. FINN, L., T. YOUNG, M. PALTA and D. G. FRYBACK (1998), « Sleep-disordered breathing and self-reported general health status in the Wisconsin Sleep Cohort Study », *Sleep* 21(7) : 701-706.

45. JARRIN, D. C., H. IVERS, M. LAMY, I. Y. CHEN, A. G. HARVEY and C. M. MORIN (2018), « Cardiovascular autonomic dysfunction in insomnia patients with objective short sleep duration », *J Sleep Res* 27(3) : e12663.

46. *Ibid.* 43.

47. FORMBY D., « Maternal recognition of infant's cry », *Developmental Medicine & Child Neurology* (DMCN) June 1967.

48. BAGLIONI *et al.*, «Insomnia as a predictor of depression : A meta-analytic evaluation of

longitudinal epidemiological studies » 2011 Dec ; *J. Affect. Disord.* 135(1-3) : 10-9.

49. TAROCCO, A., N. CAROCCIA, G. MORCIANO, M.R. WIECKOWSKI, G. ANCORA, G. GARANI and P. PINTON (2019), « Melatonin as a master regulator of cell death and inflammation : molecular mechanisms and clinical implications for newborn care », *Cell Death Dis* 10(4) : 317.

50. QUERA-SALVA, M.A. and B. CLAUSTRAT (2018), « [Melatonin : Physiological and pharmacological aspects related to sleep : The interest of a prolonged-release formulation (Circadin((R))) in insomnia] », *Encephale* **44**(6) : 548-557.

51. SANDMAN, N., I. MERIKANTO, H. MAATTANEN, K. VALLI, E. KRONHOLM, T. LAATIKAINEN, T. PARTONEN and T. PAUNIO (2016), « Winter is coming : nightmares and sleep problems during seasonal affective disorder », *J Sleep Res* **25**(5) : 612-619.

52. PEEN *et al.*, « The current status of urban-rural differences in psychiatric disorders », *Acta Psychiat. Scand.* 2010. Feb ; 121(2) : 84-93

53. PHILIP, P., P. SAGASPE, E. LAGARDE, D. LEGER, M.M. OHAYON, B. BIOULAC, J. BOUSSUGE and J. TAILLARD (2010), « Sleep disorders and accidental risk in a large group of regular registered highway drivers », *Sleep Med* 11(10) : 973-979.

54. YOUNG, T., M. PALTA, J. DEMPSEY, J. SKATRUD, S. WEBER and S. BADR (1993), « The occurrence of sleep-disordered breathing among middle-aged adults », *N Engl J Med* **328**(17) : 1230-1235.

55. DAUVILLIERS, Y., M. BILLIARD and J. MONTPLAISIR (2003), « Clinical aspects and pathophysiology

of narcolepsy », *Clin Neurophysiol* 114(11) : 2000-2017.

56. TAILLARD, J., P. PHILIP, J.-F. CHASTANG and B. BIOULAC (2004), « Validation of horne and ostberg morningness-eveningness questionnaire in a middle-aged population of french workers », *Journal of Biological Rhythms*, 19(1), 76-86. https://doi.org/10.1177/0748730403259849

57. TAILLARD, J., P. PHILIP and B. BIOULAC (1999), « Morningness/eveningness and the need for sleep », *Journal of Sleep Research* 8 : 291-295.

58. TAILLARD, J., P. PHILIP, J.-F. CHASTANG, K. DIEFENBACH and B. BIOULAC (2001), « Is self-reported morbidity related to the circadian clock ? », *J Biol Rhythms* 16(2) : 183-190.

59. SMARR, B. L. and A. E. SCHIRMER (2018), « 3.4 million real-world learning management system logins reveal the majority of students experience social jet lag correlated with decreased performance », *Sci Rep* 8(1) : 4793.

60. ZAMBOTTI, M., A. GOLDSTONE, S. CLAUDATOS, I. M. COLRAIN and F. C. BAKER (2018), « A validation study of Fitbit Charge 2 compared with polysomnography in adults », *Chronobiol Int* 35(4) : 465-476.

61. HALE, L., W. TROXEL and D. J. BUYSSE (2020), « Sleep health : an opportunity for public health to address health equity », *Annu Rev Public Health* 41 : 81-99.

62. HAYLEY, A. C., L. J. WILLIAMS, G. A. KENNEDY, M. BERK, S. L. BRENNAN and J. A. PASCO (2015), « Excessive daytime sleepiness and metabolic syndrome :

a cross-sectional study », *Metabolism* 64(2) : 244-252.

63. ST-ONGE, M.P., A. MIKIC and C.E. PIETROLUNGO (2016), « Effects of diet on sleep quality », *Adv Nutr* 7(5) : 938-949.

64. LANA, A., E.A. STRUIJK, L. ARIAS-FERNANDEZ, A. GRACIANI, A.E. MESAS, F. RODRIGUEZ-ARTALEJO and E. LOPEZ-GARCIA (2019), « Habitual meat consumption and changes in sleep duration and quality in older adults », *Aging Dis* 10(2) : 267-277.

65. GODOS, J., R. FERRI, F. CARACI, F.I.I. COSENTINO, S. CASTELLANO, F. GALVANO and G. GROSSO (2019), « Adherence to the Mediterranean diet is associated with better sleep quality in Italian adults », *Nutrients* 11(5).

66. LOPRINZI, P.D. (2016), « Health behavior combinations and their association with inflammation », *Am J Health Promot* 30(5) : 331-334.

67. WEHRENS, S.M.T., S. CHRISTOU, C. ISHERWOOD, B. MIDDLETON, M.A. GIBBS, S.N. ARCHER, D.J. SKENE and J.D. JOHNSTON (2017), « Meal timing regulates the human circadian system », *Curr Biol* 27(12) : 1768-1775 e1763.

68. PHILIP, P., J. TAILLARD, N. MOORE, S. DELORD, C. VALTAT, P. SAGASPE and B. BIOULAC (2006), « The effects of coffee and napping on nighttime highway driving : a randomized trial », *Ann Intern Med* 144(11) : 785-791.

69. RETEY, J.V., M. ADAM, J.M. GOTTSELIG, R. KHATAMI, R. DURR, P. ACHERMANN and H.P. LANDOLT (2006), « Adenosinergic mechanisms contribute to individual differences in sleep deprivation-induced

changes in neurobehavioral function and brain rhythmic activity », *J Neurosci* 26(41) : 10472-10479.

70. BODENMANN, S., C. HOHOFF, C. FREITAG, J. DECKERT, J.V. RETEY, V. BACHMANN and H.P. LANDOLT (2012), « Polymorphisms of ADORA2A modulate psychomotor vigilance and the effects of caffeine on neurobehavioural performance and sleep EEG after sleep deprivation », *Br J Pharmacol* 165(6) : 1904-1913.

71. TAILLARD, J., A. CAPELLI, P. SAGASPE, A. ANUND, T. AKERSTEDT and P. PHILIP (2012), « In-car nocturnal blue light exposure improves motorway driving : a randomized controlled trial », *PLoS One* 7(10) : e46750.

72. MARTINS, P.J., V. D'ALMEIDA, M. PEDRAZZOLI, L. LIN, E. MIGNOT and S. TUFIK (2004), « Increased hypocretin-1 (orexin-a) levels in cerebrospinal fluid of rats after short-term forced activity », *Regul Pept* 117(3) : 155-158.

73. NIXON, J.P., V. MAVANJI, T.A. BUTTERICK, C.J. BILLINGTON, C.M. KOTZ and J.A. TESKE (2015), « Sleep disorders, obesity, and aging : the role of orexin », *Ageing Res Rev* 20 : 63-73.

74. KELLEY, G.A. and K.S. KELLEY (2017), « Exercise and sleep : a systematic review of previous meta-analyses », *J Evid Based Med* 10(1) : 26-36.

75. IFTIKHAR, I.H., C.E. KLINE and S.D. YOUNGSTEDT (2014), « Effects of exercise training on sleep apnea : a meta-analysis », *Lung* 192(1) : 175-184.

76. MELANCON, M.O., D. LORRAIN and I.J. DIONNE (2014), « Exercise and sleep in aging : emphasis on serotonin », *Pathol Biol* (Paris) 62(5) : 276-283.

77. MELANCON, M.O., D. LORRAIN and I.J. DIONNE (2015), « Sleep depth and continuity before and after chronic exercise in older men : electrophysiological evidence », *Physiol Behav* 140 : 203-208.

78. KASAEIAN, A., C. WEIDENAUER, M. HAUTZINGER and C. RANDLER (2019), « Reproductive success, relationship orientation, and sexual behavior in heterosexuals : Relationship with chronotype, sleep, and sex », *Evol Psychol* 17(3) : 1474704919859760.

79. CHEN, D., D. SITARAMAN, N. CHEN, X. JIN, C. HAN, J. CHEN, M. SUN, B.S. BAKER, M.N. NITABACH and Y. PAN (2017), « Genetic and neuronal mechanisms governing the sex-specific interaction between sleep and sexual behaviors in Drosophila », *Nat Commun* 8(1) : 154.

80. LASTELLA, M., C. O'MULLAN, J.L. PATERSON and A.C. REYNOLDS (2019), « Sex and sleep : Perceptions of sex as a sleep promoting behavior in the general adult population », *Front Public Health* 7 : 33.

81. *Ibid.* 10.

82. QUERA-SALVA, M.A., C. GUILLEMINAULT, B. CLAUSTRAT, R. DEFRANCE, P. GAJDOS, C.C. MCCANN and J. DE LATTRE (1997), « Rapid shift in peak melatonin secretion associated with improved performance in short shift work schedule », *Sleep* 20(12) : 1145-1150.

83. CARSKADON, M.A. (1993), « Evaluation of excessive daytime sleepiness », *Neurophysiol Clin* 23(1) : 91-100.

84. DEPNER, « Ad libitum weekend recovery sleep fails to prevent metabolic dysregulation during a

repeating pattern of insufficient sleep and weekend recovery sleep », *Current Biol*, 2019 Mar 18 ; 29(6) : 957-967

85. LACKS, P., A.D. BERTELSON, J. SUGERMAN and J. KUNKEL (1983), « The treatment of sleep-maintenance insomnia with stimulus-control techniques », *Behav Res Ther* **21**(3) : 291-295.

86. YETISH, G., H. KAPLAN, M. GURVEN, B. WOOD, H. PONTZER, P.R. MANGER, C. WILSON, R. MCGREGOR and J.M. SIEGEL (2015), « Natural sleep and its seasonal variations in three pre-industrial societies », *Curr Biol* **25**(21) : 2862-2868.

87. FISK, J.E. and C. MONTGOMERY (2009), « Sleep impairment in ecstasy/polydrug and cannabis-only users », *Am J Addict* **18**(5) : 430-437. BABSON, K.A., J. SOTTILE and D. MORABITO (2017), « Cannabis, cannabinoids, and sleep : a review of the literature », *Curr Psychiatry Rep* **19**(4) : 23.

88. KIM, M., S.I. CHANG, J.C. SEONG, J.B. HOLT, T.H. PARK, J.H. KO and J.B. CROFT (2012), « Road traffic noise : annoyance, sleep disturbance, and public health implications », *Am J Prev Med* **43**(4) : 353-360.

89. MUZET, A. (1989), « The effects of noise on sleep », *C R Seances Soc Biol Fil* **183**(5) : 437-442.

90. RAVYTS, S.G., J.M. DZIERZEWSKI, S.C. GRAH, M.P. BUMAN, A.T. AIKEN-MORGAN, P.R. Jr. GIACOBB, B.L. ROBERTS, M. MARSISKE and C.S. MCCRAE (2019), « Pain inconsistency and sleep in mid to late-life : the role of depression », Aging *Ment Health* **23**(9) : 1174-1179.

91. ECHEVERRI D., F.R. MONTES, M. CABRERA, A. GALÁN, and A. PRIETO, « Caffeine's vascular mechanisms of action » *Int J Vasc Med.* 2010 : 834060.

92. BROOKS, S.K., R.K. WEBSTER, L.E. SMITH, L. WOODLAND, S. WESSELY, N. GREENBERG and G.J. RUBIN (2020), « The psychological impact of quarantine and how to reduce it : rapid review of the evidence », *Lancet* 395(10227) : 912-920.

ZHANG, W.R., K. WANG, L. YIN, W.F. ZHAO, Q. XUE, M. PENG, B.Q. MIN, Q. TIAN, H.X. LENG, J.L. DU, H. CHANG, Y. YANG, W. LI, F.F. SHANGGUAN, T.Y. YAN, H.Q. DONG, Y. HAN, Y.P. WANG, F. COSCI and H.X. WANG (2020), « Mental Health and Psychosocial Problems of Medical Health Workers during the COVID-19 Epidemic in China », *Psychother Psychosom* : 1-9.

93. HUFFINGTON A., *La Révolution du sommeil*, p. 274, éditions Fayard, Paris, 2017.

94. CROWLEY S.J., C. LEE, C.Y. TSENG, L.F. FOGG, C. I. EASTMAN, « Combinations of Bright Light, Scheduled Dark, Sunglasses, and Melatonin to Facilitate Circadian Entrainment to Night shift work » *J Biol Rhythms.* 2003 Dec ; 18(6) : 513-23.

95. *Ibid.* 2.

96. 19SS ODEGARD, T. SAND, M. ENGSTROM, *et al.* : « The impact of headache and chronic musculoskeletal complaints on the risk of insomnia : longitudinal data from the Nord-Trondelag health study », *J Headache Pain*. 14:24 2013.

97. 14M JANSSON-FROJMARK, K. BOERSMA : « Bidirectionality between pain and insomnia symptoms : a

prospective study », *Br J Health Psychol.* 17:420-431 2012.

98. 132K Micheli, I. Komninos, E. Bagkeris, *et al.* : « Sleep patterns in late pregnancy and risk of preterm birth and fetal growth restriction », *Epidemiology*. 22 (5) : 738-744 2011. 128N Zafarghandi, S. Hadavand, A. Davati, *et al.* : « The effects of sleep quality and duration in late pregnancy on labor and fetal outcome », *J Matern Fetal Neonatal Med.* 25 (5) : 535-537 2012. 45ML Okun, C. D. Schetter, L. M. Glynn : « Poor sleep quality is associated with preterm birth », *Sleep.* 34 (11) : 1493-1498 2011.

99. (70) Dorheim S. K., B. Bjorvatn, M. Eberhard-Gran, « Insomnia and depressive symptoms in late pregnancy : a population-based study », *Behav Sleep Med.* 10 (3) : 15266.

100. www.sfrms-sommeil.org/centres-du-sommeil.

## Remerciements

Au docteur Maria Antonia Quera Salva pour m'avoir aidé à vérifier le contenu scientifique de ce livre,

À Olivia Karam, Estelle Cerutti et Lise Boëll pour leur aide précieuse dans la rédaction de ce livre.

À mes collègues Jacques, Stéphanie, Patricia, Jean-Arthur, Étienne, Lucile et Marc pour m'avoir beaucoup aidé sur mes choix bibliographiques,

À Frédéric, Carmen, Christelle, Isabelle, Yves, Régis, Lucile, Jean-Louis, Renaud, Damien, Maxime, Pierre-Alexis, Pierre-Hervé, Claude, Patrice, Marie-Pia, Charles, David, Hans, Hans Peter, Torbjorn, Christian et tous mes amis de la Société française de recherche et médecine du sommeil et de la Sleep Research Society dont les travaux de recherche ont permis de nourrir le contenu de ce livre,

À l'Institut national de la veille et du sommeil et tous ses acteurs passés, présents et futurs qui portent les messages de santé publique du sommeil,

À toute l'équipe du SANPSY pour son action dans la recherche sur le sommeil,

À l'équipe du service universitaire de médecine du sommeil du CHU de Bordeaux qui m'aide à prendre en charge tous nos malades ; sans eux je n'aurais probablement pas la même expérience clinique,

À Minouchette, une casse-pompon de première, qui m'a bien aidé pour donner un coup de jeune à ce livre.

PAPIER À BASE DE FIBRES CERTIFIÉES

Le Livre de Poche s'engage pour l'environnement en réduisant l'empreinte carbone de ses livres. Celle de cet exemplaire est de :
200 g éq. $CO_2$
Rendez-vous sur www.livredepoche-durable.fr

Composition réalisée par PCA

---

Achevé d'imprimer en France par
CPI BRODARD & TAUPIN (72200 La Flèche)
en janvier 2022
N° d'impression : 3046452
Dépôt légal 1re publication : février 2022
LIBRAIRIE GÉNÉRALE FRANÇAISE
21, rue du Montparnasse – 75298 Paris Cedex 06